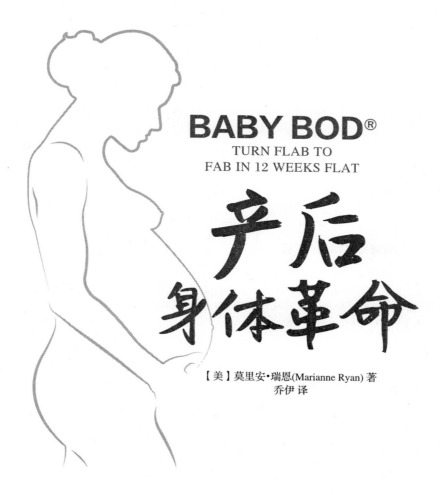

BABY BOD®
TURN FLAB TO
FAB IN 12 WEEKS FLAT

产后
身体革命

【美】莫里安·瑞恩(Marianne Ryan) 著
乔伊 译

机械工业出版社
CHINA MACHINE PRESS

科学技术文献出版社
SCIENTIFIC AND TECHNICAL DOCUMENTATION PRESS

Baby Bod ® : Turn Flab To Fab in 12 weeks Flat ∕ by Marianne Ryan∕ISBN: 978-0-9890351-0-1

Copyright © 2015 by Marianne Ryan.

The Chinese edition Copyright © 2017 by China Machine Press.

This title is published in China by China Machine Press with license from Marianne Ryan. This edition is authorized for sale throughout the world. Unauthorized export of this edition is a violation of the Copyright Act. Violation of this Law is subject to Civil and Criminal Penalties.

本书由 Marianne Ryan 授权机械工业出版社在全球出版与发行。未经许可的出口，视为违反著作权法，将受法律制裁。

北京市版权局著作权合同登记　图字：01－2017－0719 号。

图书在版编目（CIP）数据

产后身体革命／（美）莫里安·瑞恩（Marianne Ryan）著；乔伊译.—北京：科学技术文献出版社：机械工业出版社，2018.1（2022.11重印）

书名原文：BABY BOD ® : TURN FLAB TO FAB IN 12 WEEKS FLAT

ISBN 978－7－5189－2998－6

Ⅰ.①产…　Ⅱ.①莫…②乔…　Ⅲ.①产妇-减肥

Ⅳ.①R161

中国版本图书馆 CIP 数据核字（2017）第 163863 号

机械工业出版社（北京市百万庄大街22号　邮政编码100037）

策划编辑：刘文蕾　陈　伟　　　责任编辑：杰　群
责任校对：梁　倩　　　　　　　版式设计：张文贵
封面设计：吕凤英　　　　　　　责任印制：张　博

保定市中画美凯印刷有限公司印刷

2022 年 11 月第 1 版·第 11 次印刷
169mm×239mm·17 印张·260 千字
标准书号：ISBN 978－7－5189－2998－6
定价：58.00 元

凡购本书，如有缺页、倒页、脱页，由本社发行部调换
电话服务　　　　　　　　　　　　网络服务
服务咨询热线：（010）88361066　　机 工 官 网：www.cmpbook.com
读者购书热线：（010）68326294　　机 工 官 博：weibo.com/cmp1952
　　　　　　　　　　　　　　　　金 书 网：www.golden-book.com
封面无防伪标均为盗版　　　　　教育服务网：www.cmpedu.com

献 词

谨以此书献给我的两个女儿，Caitlyn 和 Maggie，她们永远都是我的孩子。成为她们的母亲，我获得了巨大的回报——激发了我帮助其他妈妈进行产后恢复的热情。

本书口碑传播

女性是时候考虑产后各个阶段该如何进行恢复，并花时间进行彻底的恢复了。本书可以帮助产后多年的妈妈，也可以帮助产后新妈妈，在怀孕和分娩后开始她们的恢复旅程。

——Dianne Edmonds，孕妇中心总监和创办人，物理治疗师，私人教练

不仅是对妈妈们，对所有因不恰当地使用肌肉而承受负面效应的女性来说，本书不可不看。这本书写得很好，很容易阅读，它促使读者去改变既定的模式，去思考女性照护的团队协作。团队协作成员可以包括物理治疗家、理疗师和妇产科医生。作者应用了坚实的研究来支持她的讲授。以开放的心态看这本书将取得结果，很好的……结果！

——Dr. LaKeischa Webb McMillan，妇产科医生，两个孩子的母亲

对孕妈妈和新妈妈来说，这是一本非常好的、内容全面的指南。在孕期和初为人母的时期，身体的很多变化常常让人困惑不解，本书针对准妈妈和新妈妈如何进行自我照护和保持正确的身体排列，以及如何恢复核心和盆底力量进行了讲解。

——Fiona Roger BPhty GD ExSpSc APAM

盆底物理治疗师

www. pelvicfloorexercise. com. au 网站所有人

我非常激动地找到了这一资源，因为可以与妈妈们以及从事生育服务的专业人员分享，它弥补了医疗照护与健身指导中间的缺口。从事生育服务的专业人员在教授自己的顾客如何运用正确的人体工学机制保护身体时，将发现本书非常有帮助。本书是产后早期开始塑造盆底肌与核心肌肉的可靠指导。产后身形的恢复不仅仅是让自己的外表看上去更好，正确地强化这些肌肉会积极地影响以后的妊娠、分娩、性健康，甚至帮助预防绝经时脱垂问题的发生。本书是基于循证解决方案设计的，

以最为全面的方式论述解剖与生理结构。很好的是，本书巧妙地设计了章节，你可以根据自己的情况从相应的章节看起——因为我们都没有多余的时间去浪费，特别是在照顾新生儿的时期。我强烈建议所有的女性阅读本书，甚至是在生孩子之前便开始阅读，这样她们可以预先了解更多，到时候可以庆祝自己的重生。

——Tara Brooke CD（DTI），国际导乐培训联合创始人

导乐和新父母顾问，三个孩子的母亲

直到现在，孕期女性、新妈妈们以及临床医生在接生新生命之前和之后，都没有一本参考书可以涵盖她们需要知道的这些信息。而这本就是被期盼许久的书。作者是一名物理治疗师及骨科医生，她将一系列令人印象深刻的文献整合为可以轻松阅读的形式，包含了妈妈健康与保健，自我照护小贴士，以及循序渐进的锻炼项目。她将这些信息很好地呈现给读者。作者提供了自己在临床经验中总结的知识，分享了自己的经历，同时运用具有循证基础的研究来支持这些信息。对于那些处于产前和产后的新妈妈或者有经验的妈妈来说，想要重新塑造自己的身心，这是多么好的资源！我真希望在我生我两个儿子时有这本书，现在我非常期待将这本书推荐给我的病人和朋友。

——Stacy Barrows, PT, DPT, GCFP, PMA®-CPT

Smartroller®发明人

Smartroller 最佳运动指南作者，Century City Physical Therapy 公司所有者

对于想要让身体感觉更好的妈妈来说，不论现在处于人生的哪一个阶段，本书都是可靠而且全面的指导手册。作者清晰彻底地解释了为什么妊娠会影响女性的身体，她提供了有深刻见解的措施，从头到脚帮你增强身体。

——Rachel Rabbin Peachman，记者

本书对于处在无论哪个年龄段的妈妈来说都是很好的资源！无论多大年纪，无论处于什么阶段，这是一本对于如何恢复核心力量有着很好参考价值的、有循证依据的指导书。书中内容以一种非常实用的方式表达，为所有读者提供有用的指导。这本书在我的诊所将会被放置在显著的位置，也会成为我那些寻求身体康复的顾客的有效工具。

——Susan C. Clinton, PT DScPT OCS WCS COMT FAAOMPT

Embody 物理治疗与保健有限责任公司共同所有人

这本书是游戏改变者！作者利用她自己作为一位母亲和一位前沿女性健康照护物理治疗师的经验，开发了这套适用于准妈妈、新妈妈以及多产次妈妈的塑身计划。服务于女性顾客的物理治疗师和相关的健康专业人员也将受益于本书。这本书会让妈妈们识别和控制一些关键的问题，如腹直肌分离、骨盆疼痛、膀胱漏尿和盆底器官脱垂。

——Gerard Greene，MSc（Manip Physio），

骨骼肌肉物理治疗专家，Facebook 女性健康理疗群组联合创始人、指导师

作者和大家探讨了几乎没有女性认真研究的话题。她为新妈妈们（和多产次的妈妈们）解释了几代人都没有回答的问题。本书为你提供产后身体恢复的方案，如果你在孕期就开始进行学习的话会更好。对妈妈们来说，本书是一本我们一直期待的如"斯波克博士"一样的手册。

——Mark Alyn，电台健康节目主持人

本书以所有患者可以理解的语言讲述了妊娠和分娩对骨骼肌的影响。无论你是第一次怀孕还是已经有了几个小孩，对所有人来说，这都是非常重要的阅读资源！

——Jalyn H. Bonder，MD，Medical Director，

女性健康康复助理教授

威尔康奈尔医学院

我喜欢阅读这本书。作者基于她在女性健康物理治疗方面的长期经验，以一种清晰易懂的方式详细讲述了女性在生育后身体变化的复杂性，她提供的建议合乎情理，尊重事实和证据。

书中的锻炼计划极好。我尝试了所有的动作训练，发现所有的解释与示意图都很容易看懂。这本书讲授了进行锻炼应该了解的知识，同时解释了为什么在生完孩子后知道这些非常重要，不论你是刚生完孩子，还是生完孩子已经几年了。"一次产后，一直产后"这句话会使很多女性产生共鸣。

这本书可以成为送给朋友、姐妹、女儿、母亲和祖母最好的礼物。

——Emma Stokes，

物理治疗师

物理治疗世界联盟副主席

致　谢

你知道那句谚语"举全村之力"（It takes a village）吗？好，对于这本书的成书过程来说也是一样的。

首先，感谢在过去 30 年里所有那些来曼哈顿我的物理治疗诊所就诊的女性。感谢你们信任我——选择我做你们的物理治疗师，这让我作为专业人员不断地成长与发展。

我也想趁此机会感谢 Anne Carlon，一位有才能有爱心的医生。Anne，感谢你对我的信任，感谢你在过去 25 年里将很多病人转诊给我。谢谢你在我请你为本书写序言的时候非常热情地说"Yes"。这简直是太美好了。

我也要感谢很多智慧的、有同情心的物理治疗家和物理治疗师们，在写作此书的三年时间里他们竭力为我提供帮助。这将是一个很长的名单，我不能在此一一列举，但我还是要挑出 Lila Bartkowski Abbate, Stacy Barrows, Sue Croft, Dianne Edmonds, Ginger Gardner, Debbie Goetz, Gerard Greene, Sandy Hilton, Diane Lee, Antony Lo, Elaine Miller, Fiona Rodgers 以及 Julie Wiebe。你们真的非常慷慨而且令人鼓舞，感谢你们分享的研究文章、建议以及从业经验。我要特别感谢 Antony Lo，感谢他花了很长时间审查核心肌肉与稳固系统章节的内容，并通过 Skype 与我讨论。

特别感谢我的同事和同学，Barbara Carbone，一名非常优秀的物理治疗家。Barbara 是本书中很多训练示意图的模特。为了让我们把动作示意做得更好，她经历了至少五次重复拍摄。有些拍摄任务尤其费力，她要保持一些姿势很长时间以便我们取得正确的角度。因此，我对 Barbara 有无尽的感激。Mohammad Rusdianto，非常优秀的平面设计艺术家，将所有这些照片转换成插图。Mohammad，给你一个大大的感谢，感谢你所有这些精美的插图。Gargin Nalbandian 为编辑插图也做了很多工作，非常感谢，Gargin。

极为感谢我的好编辑，Deborah Grandinetti。她的冷静和她的定力与我"精力充沛"的个性结合得很完美。我们组成了优秀的团队，我怀念我们每周的讨论。我们成为了朋友，这是我写作此书收获的惊喜和额外的奖励。Deborah，没有你，这本书或许完成不了。谢谢你一直以来相信这个项目和我，也感谢你指出应该如何组织文字内容。

我也要感谢 Jeanette Lopez，谢谢你煞费苦心地组织设计尾注和脚注，这绝对是一项枯燥的工作。感谢你迅捷的组织技能。Jeannette，我相信本书已经恰当地列出了我们引用的所有研究文献，也感谢那些慷慨分享诊疗技巧的人。

另外，我还要感谢图像艺术家 Laurie Binder 和 Robert Marcus，她们负责将手稿和插图转变成书。我要特别感谢 Laurie，提供了这么好的封面和内部设计，我非常喜欢。

最后，我要无限地感谢我的家人！我的丈夫，Colin，他非常有耐心，为我提供足够的空间进行写作。Colin 将书稿阅读了至少五六次以确保没有拼写及其他错误。他还承担了一些繁杂的家务事，这样我就可以继续集中精力于紧张的工作日程上。Colin，感谢你所做的一切！另外，也非常感谢我的两个女儿，Caitlyn 和 Maggie，感谢她们在我这个写作项目中给予的热情支持。Caitlyn 和 Maggie，我特别感谢你们帮我把书中写到的诊所故事润色得更为有趣，让这本书少了一些"书呆子气"。

推荐序一

众所周知，生育婴儿是一个改变人生的体验。不同的文化针对这种变化的反应方式也各异。在25年前有了第一个孩子时，我选择回到美国，我想我可以得到更好的休息并利用这段时间来陪伴父母。当时美国大多数保险公司仅允许产妇在医院逗留2~3天。但因为剖腹产，且儿子患有轻微的黄疸病，我幸运地在医院里休息了4天。在此期间，我从有经验的护士那里获得了大量育儿和母乳喂养的知识。出院后我住在父母家，家人们都乐于帮助护理新生儿。由于职业习惯，分娩前后我始终与办公室保持着业务联系，甚至在我住院期间都是如此。回到中国后，我立刻加足马力投入工作。

我很幸运，当时有一位经验丰富的阿姨来帮助照顾我的孩子。对于我分娩之后不久便淋浴或用冷水洗手的行为，我频繁受到来自周遭的警告。我没有进行任何运动训练，也不曾得到这方面的建议。我认为自己恢复得很好。

儿子断奶后仅过了一个月，我又怀上了一个男胎。在怀孕两个月后的孕检时，我的医生看到我时显得非常吃惊。我的肚子已经非常明显，在她看来，我的体型像是一个怀孕6个月的人或者我可能怀的是五胞胎。但实际上这两种情况都不是。因为第一次生产期间我的腹部肌肉已经撕裂，并且我并没有采取任何康复措施，当我肚子里日渐长大的第二个胎儿向我的腹壁施加压力时，没有遇到任何阻碍，这就造成我的腹部显得很大。尽管存在这一美中不足，但整个孕期都很顺利，我健康的第二个儿子顺利出生，这一次还是剖腹产。和上次一样，我在短短几天内就出院并重返工作岗位。我的恢复过程延续了相同的模式，但是这一次，我的肚子再也没有恢复到怀孕前的形状，因为我的腹部肌肉进一步受损。我仍然没有获得针对性的锻炼建议。第三个婴儿的降生遵循了相似的模式。但是在他降生以后，我的腹部肌肉几乎快散架了，唯一的解决办法是外科修复。

若干年以后，我们在北京开设了首家和睦家医院。我们的首任妇产科主任是迈克尔·莫顿（Dr. Michael Morton）——一位经验丰富的英国高级妇产科医师。

在中国逗留期间，他初步接触到"月子"的概念。对此他并不"买账"。实际上在我们的中国顾客当中他颇受欢迎，因为他为产妇"提供保护，以免受婆婆的苛责"，在她们淋浴时在医院门口站岗值班。如果她们的婆婆来探视，他会向这些人解释，为什么根据西方的观点，产后清洁如此重要。

20年过去了，现在我们都认识到传统中式月子的睿智。坐月子的历史根据记载最早可以追溯至西汉，距今已有两千多年的历史，被称为"月内"，是产后必须的仪式行为。一千年后这些概念在《妇人大全良方》一书中得到了精炼。坐月子的概念包括针对多言、情绪化、久坐、进行重体力劳动、吃生冷油腻食物和洗冷水澡等行为的禁忌，同时还应忌风寒和雨淋。现在我感到这些说法颇有道理。

但是，大多数现代人都可以把自己的家里搞得很温暖，也可以洗热水澡，即便没有怀孕生子，我们也基本上不会遭到风寒雨淋，因此我们要辩证地看这些传统观念。我们知道，大多数关于"月子"的传统观念蕴含着大智慧，在现代社会可以与时俱进，古为今用。

在现代社会，我们还致力于利用西方科学理念来做些力所能及的事情，以确保我们持续的健康状态并且确保孕产妇的身体恢复到孕前的状态。我们的和睦家产后康复中心将重要的古代传统智慧与现代科学理念结合在一起，女性在这里可进行生理和心理方面的产后康复。

在美国没有月子中心或产后康复休养中心，在中国也并不是所有女性都拥有足够的财力来享受这种高端服务，但本书为女性提供了一种安全、高效的产后康复途径，可以在家里轻松完成。在本书中，作者莫里安·瑞恩（Marianne Ryan）——一位经验丰富的美国理疗师和经过认证的矫正外科临床专科医师，通过循证医学知识和为期12周的安全、简便的健身计划，不仅帮助女性进行产后康复，促进孕产妇体形的恢复，而且为女性终生健身和健康的理念设定了一个基准。

如果当年接触了书中的训练计划，我本可以避免很多尴尬时刻，比如分娩之后体型臃肿，更糟糕的是腹部肌肉失去功能，这导致我甚至无法以正常方式从卧姿变为坐姿，在通过外科修复解决问题之前，这些情况都令我感到极度烦恼。

借助于书中的训练计划，女性还可以避免很多其他问题，比如小便失禁、背痛和阴道壁松弛，这些症状可能会在女性分娩之后立即显现，也可能缓慢发生，有时候甚至在年老时才会出现。

这是一个两阶段计划：从刺激和调控核心肌肉群以及盆底肌的呼吸和归位锻炼等轻柔活动开始，这些练习可在分娩之后短期内进行，适用于几乎所有孕产妇；随后是第二阶段的全身肌肉强化和塑身练习。

尽管距生下第一个孩子已过去了 25 年，但我发现这种锻炼体系仍然有趣和有意义。书中包含很多重要的"生活诀窍"，为处于孕期和产后的你提供有益的帮助，对于今后的健康也会大有裨益。我真希望自己年轻的时候就获得这方面的指导和建议。

我鼓励所有女性都来阅读这本书，无论你处于何种状态，备孕、怀孕还是已产下一胎或更多胎。它将帮助你更好地了解自己的身体，包括怀孕到分娩之间身体出现的变化，如何应对这种变化，如何以最佳方式恢复，并且在今后的人生中作为女性如何保持健美和健康。

李碧菁（Roberta Lipson）
和睦家医疗董事长，CEO

推荐序二

在过去三十年的从业经历中，我非常荣幸地帮助数千名女性安全地分娩了健康的宝宝。女性在妊娠期的几个月里，准妈妈和孩子的每一方面都会得到周到的照护。然而，在生完孩子之后，大部分照护会转移到孩子身上，或者转向只有妈妈可以提供的特殊形式的支持上，比如喂母乳。非常遗憾的是，帮助妈妈们进行自身恢复的照护一般都比较缺乏。

这其中的部分原因是，人们普遍认为大多数妈妈在生完孩子以后可以自动快速地恢复，而且在几个星期后便能正常生活。确实，现代医学的发展降低了因分娩导致的如大出血、败血症这类严重并发症的概率，但现代女性绝不是仅仅希望能够在生孩子时不发生并发症而幸存。她们应该愉快地度过妊娠、分娩和初为人母的时期，作为她们独特的、非常积极正面的经历。相比在怀孕前，产后拖延的恢复期使得妈妈们身体虚弱，处于糟糕的身体状态，这无疑会降低产后这段美好的时间里生活体验的质量。因此女性应该尽量重视并且避免一些生孩子可能带来的潜在的结果，比如身体疼痛、虚弱、失禁和脱垂。

这本书直接全面地强调了每一位女性在妊娠期、产后甚至生过孩子多年以后快速简便地使身体力量回到她们怀孕之前的状态可以采取的步骤。

作者在物理治疗领域是公认的专家，她有着30多年治疗脊柱和骨盆问题的宝贵经验，她还是哥伦比亚大学护理助产士培养计划的教师。此外，她在学术与公共教育领域取得过许多其他成绩。作者写作此书的热情不仅来自于她作为一名物理治疗师的专业经历，也源于她自己本人的生育经历。在生完两个孩子以后，在市面上无数针对新妈妈的指导书籍中，她发现居然找不到一本为实现女性梦寐以求的目标——产后身体恢复提供实用性指导的书。

这本书中的很多建议是基于坚实的临床证据以及作者对数百位新妈妈的评估总结出来的。这些指导以流畅的、论述的风格书写，大多数女性很容易遵循。对基础解剖学的清晰解释使得这些内容非常有逻辑而且很容易理解。

每一位女性的分娩情况都是独一无二的。举例来说，有些女性的分娩过程可能是非常顺利的阴道分娩，有些则可能发生会阴裂伤或者需要进行剖宫产。本书强调了这些不同的情况并且基于不同情况提供针对性的建议，以便每一位妈妈有机会重新恢复健康的身材。作者知道新妈妈的生活事务非常琐碎，她们可能很难严格遵照一个既定的时间表进行锻炼。所以在她的书中讲述的这些锻炼项目可以分布在一天的不同时间段，来满足妈妈和孩子的特殊需要。书中还涵盖了日常活动应该如何进行的全面指导，以及就"婴儿"用品和"妈妈"用品给出的建议。

这本书的内容主要是针对产后女性的，但是很多锻炼项目和活动可以在孕期就开始进行，这样有利于女性在分娩时处于最佳的身体状况。对于早些年已经生过孩子的妈妈来说，这些锻炼一样重要，她们也可以按照书中的塑身计划来改善生育对身体带来的长期负面影响。

作者明智地认清不是所有的问题都可以通过自我照护来处理，有时候需要咨询健康服务专业人士。她的书中提供了合理的指导，帮助新妈妈确定什么时候该需要医疗帮助了。这本书包含了有效的自我评估检验表和工作表。必要的话，使用者可以将这些表格提供给医疗服务提供者来确定临床问题，以避免问题恶化。

作为一名妇产科医生（也作为一位母亲），我非常高兴地看到全社会对女性产后身体恢复的关注度显著提升。终于有一套实用且有效的方法可以推荐给女性朋友了。这一套方法在本书中得到了全面详细的讲述。

安妮 T. 卡伦（Anne T. Carlon），医学博士

妇产科助理主治医生

纽约长老会医院

| 自 序 |

女性的身体是一部奇妙的机器，没有比怀孕更为明显的事情了。为了适应她身体里成长的新生命，女性的身体以一种她自己都无法想象的方式开始发生变化。一切都按时发生。乳房胀大到最终变成造奶的机器，原本平坦的腹部慢慢地增大成妈咪肚，原本支持肌肉和骨骼的韧带也得以安全地变松以便骨盆中的骨骼能够张开，产生足够的空间让胎儿的头部通过产道。

然后，孩子降临，女性进入被称为初为人母的一个陌生的新大陆。

在生完孩子的某些时刻，新妈妈瞥见镜子里自己变形的身材，忍不住问自己：

"我的身体到底发生了什么？要多久才能恢复到孕前的身体状态？我能恢复到从前的样子，对吗？"

★ ★ ★

生孩子不都是阳光与玫瑰。怀孕与生孩子可能是女性人生中特别兴奋的时期，但是也是带来一连串长期身体挑战的时期。没错，就是那样！我要说松弛的"妈咪肚"、漏尿的膀胱和腰背痛，这只是其中的几个问题。很多新妈妈无法轻松地谈及这些变化，即使是跟她们的医生。

除了上述问题以外，另一方面的问题是，大多数女性在妊娠和分娩时获得了最优的照护，然而，大部分医护人员常常忘记强调女性在生完孩子之后——藏在肚子后面的需求。我们普遍认为，女性因为生育所经受的身体压力只是暂时的，所有一切随着时间的推移都可以神奇地恢复到正常。

事实并不是这样。

这些变化可能引起终身的问题，其中的一些问题可能还会比较严重。

这些问题的发生率远远高于其应该发生的概率，很大程度上是因为大部分女性在生完孩子之后早期接受的照护只是一次产后六周检查。如果你没有经历过什么大的并发症，而且在检查时你也没有提到疼痛或失禁等问题，那么你就只能靠自己了。医生会轻拍你的后背夸你做得很好，为你开启"绿灯"，告诉你可以恢复所有的正常活动了。另外可能会给你一张纸介绍如何做凯格尔训练，之后便让你离开了。通常，这是你接受的所有产后照护。

从我个人的经历以及我作为一位物理治疗师的观点来看，在短短的六周以后掉链子也会让人崩溃（而且很傻）。六周仅仅提供时间让软组织进行第一阶段的恢复。腹部与盆底肌的完全恢复需要几个月或者更长的时间（如果你是母乳喂养，时间还要更长，我会在第五章讲述原因）。这个阶段的产后身体还特别脆弱，这也是为什么了解怎样照护身体是如此的重要。

我是专长于女性健康照护的新生代物理治疗家中的一位，我热衷于帮助女性克服上面提到过的那些常被忽视的产后问题。我可以切身感受那些妈妈的处境，因为我在生完两个孩子以后，在长达二十年的时间里也经历了反复性背痛以及膀胱漏尿问题。在那些年，我尝试过各种训练计划以及几个月的生物反馈治疗。但是在我自创了书中的训练计划之前，前面那些尝试都没起到作用。我设计这个训练计划让自己的身体恢复，同时帮助像我一样的妈妈们在生育后完全康复。这长远地解决了我的问题，也在 100 位女性那里被证实是成功的。这是一个开创性的身体训练计划，因为它弥补了循证医学与健身指导之间的缺口。

★ ★ ★

欢迎新生命的到来已经非常难以应对，在照顾新生儿的同时还要对付生完孩子后身体的后效应，我非常清楚这真的有些让人无法承受。不过，通过本书，你可以不必承受那些不想要的变化，避免它们成为"新常态"。

我在本书中分享的训练计划是温和的、有效的解决方案，它可以帮你的身体由内而外地恢复。这项塑身计划是简便的 DIY，因此你可以根据自己的时间表自己来做。你可以在孕期，甚至分娩一天后开始锻炼，在当妈妈已经几年以后再开始也不晚，都可以取得很好的结果。在本书中，我会带你学习这项简单的、按部就班的恢复计划。你将了解为什么身体在产后不会迅速"弹回去",如何预防身体损伤,以及如何恢复怀孕期膨胀起来的身形。最好的是,这项计划可以帮你"告别松弛,12周打造完美平坦小腹"。

本书塑身计划将教你:

- 如何让"妈咪肚"恢复平坦
- 如何缓解疼痛
- 如何预防损伤
- 如何在照顾孩子的同时不会发生疼痛
- 如何进行安全的恢复运动

如何使用本书

因为书中的训练计划针对处于产后不同时期的女性分别组织了各章节内容,你可以根据自己的情况阅读适用于你的章节。第一章针对孕期女性;第二章针对新妈妈;第三章针对有经验的多产次妈妈。你可以从适用于你的那一章开始阅读,之后跳到第四章并一直读到第七章。

中间的章节会讲述你需要知道的信息,帮你更好地使用这一塑身计划,预防可能发生的身体损伤拖延你的产后恢复进程(作为额外的好处,你也可以运用这些知识来评估其他你感兴趣的健身项目及其适用性)。请先阅读所有这些章节,不要直接跳到讲述动作训练的章节。

第八章和第九章为你提供了非常好的产后自我照护建议。如果你计划阴道分娩或者已经经历了阴道分娩,请阅读第八章的内容;如果你准备剖宫产或者已经经历了剖宫产,请阅读第九章的内容。

工作表格

我设计了一些工作表,这样在一些章节后面,你可以记录自我评估的结果。你可以在本书后面的附录 A 找到工作表。你可以复印这些页面,在你下次去看医生、助产士或者物理治疗师时可以带给她们看看。

训练计划的介绍从第十章的锻炼指导开始。训练计划包括预备阶段与高级阶段。你将在第十一章到第十四章学习预备阶段的训练,在第十五章学习高阶训练(在附录中可以查找这些动作训练的总结表)。

本书的最后两章内容将帮你把这一塑身计划带进日常生活中。第十六章讲述了如何选择婴儿家具和其他一些婴儿用品来辅助你，而不是对你的身体造成压力（如果你现在正准备购买婴儿用品，你可以先阅读这一章的内容）。第十七章会教你如何在日常活动中运用你学到的技巧，比如俯身给孩子换尿布。如果你按照我给的指导进行操作，你不但可以预防一般的背部和颈部损伤，还可以更快地恢复平坦的腹部！

　　说得足够多了。孕妈妈们，你们有没有准备好进行安全有效的锻炼，为你后期的分娩做好身体准备？产后妈妈们，你们有没有准备好 12 周打造完美平坦的小腹？

莫里安·瑞恩（Marianne Ryan）

物理治疗师

本书作者

中文版序

我创作本书的目的是帮助女性在生完孩子后实现完全的恢复。在过去许多年，我研究了全世界不同国家的产后习俗，发现很多习俗惯例之间有着不少矛盾，我认为女性需要一种与时俱进、紧凑的产后恢复方法。我创建了这套产后身体恢复方案，它是基于医学而不仅仅是基于传统而创建的。

近几年，中国女性坐月子的一些旧习俗也被批评说太过僵硬，需要与时俱进。坐月子中许多旧的习俗不是建立在科学验证基础之上的。那种认为女性在产后一个月内只能躺在床上、不能洗澡的做法并不是有效的产后恢复方法。从产后第一天开始，女性就可以开始活动和进行温和的不会引起疼痛的身体训练，即使是剖宫产的女性也可以。

在完成我的研究之后，产后妈妈们参与了我的很多临床实验，书中的产后身体训练方案被证明是有效的！它对预防因为生孩子引起的一些长期和慢性问题是非常有效的，比如说，尿失禁、腰背与骨盆痛、盆底器官脱垂、性生活疼痛以及腹直肌分离引起的腹部松垮。

如果你喜欢本书，发现书中的训练方案能够帮助你在产后重新塑造健康有力的身体，我真诚地希望你能够与自己的姐妹、同事以及朋友分享本书。

莫里安·瑞恩（Marianne Ryan）

物理治疗师

本书作者

| 目 录 |

第一部分

你的身体发生了什么？

第一章 孕期准妈妈身体关注：
致那些处于孕期的读者朋友

如果你在孕期就已经捧着这本书在阅读了，我真的要恭喜你，因为你的远见。如果有人因为你将要生孩子而把此书当做礼物送给你，那你将来肯定会认为自己实在是太幸运了。因为这个时间段是你学习本书内容的最佳时机。你现在就可以使用这本书了，基于很多原因，我真切地希望你马上学习起来。

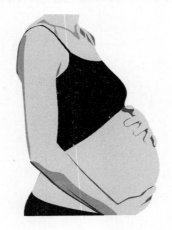

为分娩做准备，了解和选择最为安全有效的方法。

1. 很多研究表明孕期参与锻炼会对分娩起到积极的作用。美国妇产科医师学会的指导中提到"即使不是每天都进行运动，在一周内大多天里，妊娠期没有并发症的孕妇应该每天坚持 30 分钟或更长时间的适度运动"。[1]本书中介绍的训练计划可以降低女性孕期尿失禁的发生（漏尿）。[2]

2．对孩子有益。孕期参与身体锻炼可以促进胎儿脑供血，你的宝宝将来也可能会更聪明！[3]

3．在分娩之前学习本书中的身体训练计划可以让你在生完孩子后重启锻炼时更容易上手，这有利于你大幅度加快产后恢复。相对于产后，现在你拥有更多"自己的时间"，你可以根据自己的节奏更轻松地学习。你可以花一周时间进行预备阶段的训练项目，之后进入高阶训练，除非你的医疗保健服务人员不建议你做这些锻炼。

4．孕期进行高阶训练会让身体为最后的分娩奋战做好准备。[A]即使到你临产分娩的那一天，书中训练计划中两个阶段的训练都绝对安全（我会建议你跳过一些锻炼项目，直到产后再进行，那些孕期需要跳过的项目在相关章节里都会有明确的说明）。在产后一两天时间，你便可以重启那些预备阶段的训练项目。

5．为分娩做准备，了解和学习最为安全有效的方法会让你避免自己以及孩子处于麻烦或者危险的境地，下面我会进行讲解。这有利于你为分娩做好准备。

6．就如何利用人体工程学理论正确地护理身体，在运动和日常活动中如何采用良好的身体机制，我给出了很多建议，这些建议贯穿于本书的各个章节。通过阅读和实践我给出的这些建议，你可以让腰背和颈部免于疼痛，你还可以教会你的爱人也这样来护理他的身体。

7．你将了解分娩前待产包都要准备哪些物品，使用哪些物品可以让自己分娩后马上就能舒舒服服的。你会在本章的最后部分看到我推荐的待产包物品清单。对各式各样的支撑衣做一些了解也会为你带来好处，一款合适的产妇支撑衣和支撑带可以促进产后康复。在本书的第八章与第九章有支撑衣的详细介绍。[B]如果你打算使用某种支撑衣，那么现在就可以着手采购了，这样一生完孩子就可以使用。

A　如果任何动作引起疼痛，则要停止进行，等到生完孩子以后再恢复这一动作的练习。

B　这两章提供了自我照护的一些建议，你在产后可立即采用。如果你希望阴道分娩，请阅读第 8 章。如果你计划剖宫产，请阅读第 9 章。

希望我已经说服了你！

现代社会，女性在孕期一般也都会保持活跃的状态。我的很多处于孕期的顾客告诉我说："我会坚持上班，直到破水去医院再开始休假。"女性在整个孕期保持活跃并坚持运动是有很多好处的。如果你也打算保持这样的活跃状态，那么要记住"并不是所有运动都一样"。如果你怀孕了，应该避免——至少要降低强度——任何需要跳跃或需要一条腿来保持平衡的运动或活动，还有那些会摇晃身体的动作。在孕后期尤其需要注意这一点。

在我看来，孕期最为理想的运动是本书介绍的训练项目以及低强度的有氧运动，如椭圆机和固定式健身脚踏车。这些运动可以恰到好处地为你产后的康复做准备，其他形式的运动则没有这样的好处。你要避免那些需要以仰卧姿势进行的运动。现在普遍的指导原则是女性在早孕期结束以后不能以仰卧姿势进行锻炼。[4]为了确保你在进入孕中期的时候不会继续进行仰卧姿势的锻炼项目，我建议孕妈妈们在整个孕期都不要进行仰卧姿势的锻炼。不要担心，我会在后面的锻炼指导中提醒你。此外，在锻炼中如果出现眩晕或疼痛，你要及时停止训练并知会你的助产士或产科医生。

预备阶段的训练中有一项将会让你在孕晚期操作时感觉有挑战：身体排列检查。[5]我在这里解释一下为什么这个项目会让孕妈妈在孕晚期感觉到挑战：到了妊娠后期，随着胎儿长大，你会越来越难将胸腔排列在骨盆上方，这原本是我要求你做的动作。不用担心你的动作不够完美。在不引起任何身体不适的前提下，你尽最大努力去做，不要放弃这个练习！

★　★　★

孕期运动的重要性已经讲得足够多了！下面将介绍为准备分娩你应该考虑的其他五个方面的问题。

与你的妇产医生或助产士讨论最为安全的分娩方式[5]

说到最为安全的分娩方式，没有什么时间比现在更合适与医生或者助产士进行讨论了。现在有一些相对比较新的研究发现（这些研究发现确实很新，或许你的医护人员还没有了解到）一些特别的分娩操作可以预防常见的产后并发症，如盆底器官脱垂（Pelvic Organ Prolapse，简称 POP）。盆底器官脱垂的情形包括子宫或直肠从它们正常的解剖位置发生位移下降，引起盆底疼痛和失禁（尿失禁或大便失禁）。我在本书第七章中会对盆底器官脱垂进行详细的讲解。但是现在，我只是想让你意识到不正确的分娩操作可能增加你发生盆底问题的风险。

通常，女性盆底在分娩过程中经受了越多的负担，发生盆底器官脱垂以及盆底肌和阴道撕裂的风险就越高。正确的分娩操作技巧应考虑女性分娩用力的时长、呼吸技巧和不同的分娩姿势。一些分娩姿势有利于将产妇分娩时所承受的负荷降低到最小。

专家称预防盆底器官脱垂的关键是让产妇用足够的时间去完成分娩，而不能在产妇还没有宫缩时就让她们向下用力[6]（对于初产妇，可能大约需要两个小时）。简而言之，产妇应在感觉宫缩时再用力。产妇需要利用子宫的自然收缩机制将胎儿"娩出"，而不是在产道还没有扩张开来尚未准备好时就拼命用力迫使胎儿通过产道。

另外一点是产妇在临产和分娩时要运用正确的呼吸技巧。你知道屏气会增加腹压吗？腹压的增加会加大对盆底器官向下的推力，进而增加发生盆底器官脱垂或者盆底损伤的风险。

在分娩时，深层腹肌需要发挥功能以帮助胎儿顺利通过产道，"屏气"（憋气）会使得深层腹肌无法有效地发挥功能。

"憋紫脸向下用力（Purple Pushing）"是在分娩时常常用到的操作，是让产妇屏气的同时向下用力数到数字 10，用力让胎儿娩出。它作为一个反面示例，展现了"屏气"的副作用，这样的操作可能引起产妇的分娩损伤。分娩时更好的呼吸方式应该是让产妇在向下用力的同时呼气，这可以促进腹肌有效地工作，让胎儿更容易娩出。

分娩姿势与女性产后是否发生盆底器官脱垂也有关联。有些姿势更有利于胎儿从产道娩出从而减少分娩损伤和撕裂的发生。最为常用的分娩姿势是让产妇仰卧在妇产床上，两腿架在托腿架上。

你能猜想到些什么？

最不利于分娩的姿势就是身体取仰卧位同时两腿向外展开（就是你的两腿膝盖向外）、脚搭高，因为取这个姿势时，你骨盆底部的骨头是合紧而不是张开了，分娩时需要的是将骨盆打开。因为取这个姿势时产道空间变小，胎头对阴道壁和盆底肌的压迫会增加，从而增加了撕裂的风险，进而可能引起后期的盆底器官脱垂问题（呀！我在生我俩小孩时就是采用这种分娩姿势，所以毫不奇怪两次分娩过程我都需要会阴侧切）。

能够让股骨旋转同时膝盖骨轻微向里侧旋转的姿势，可以增加产道的空间，降低产伤的发生概率。其他像这样有利于分娩的姿势有侧卧位分娩——四肢伏地俯身分娩。

对于分娩，另外应该考虑利用自身重力支持的分娩姿势。利用自身重力支持的分娩姿势如站立姿势和调整后的蹲姿，有利于胎儿更加容易地通过产道。

关于分娩姿势，如果你想带给你的妇产医生或助产士一些发表的可信的文章进行讨论，我建议你拷贝 Kathleen Rice Simpson 博士在《围产期教育》（Journal of Perinatal *Education*）杂志上发表的文章《什么时候以及如何用力：关于分娩第二产程的最新讨论》。如果网络链接还有效的话，你也可以通过这个网址 http://www.ncbi.nlm.nih.gov/pmc/ariticles/PMC1804305/ 阅读这篇文章。不要想当然地认为你的医护人员对此已经很了解啦，她们可能并不清楚。

你知道吗？

生孩子最佳分娩姿势是：

1. 侧卧位

2. 四肢伏地俯身姿势

3. 站立位

4. 调整后的蹲姿

作为总结，以下是一些你需要向医生或助产士咨询的问题：

1. 你的医生或助产士一般都让产妇采用怎样的姿势进行分娩？同时询问她们是否能够接受不同分娩姿势的建议，比如侧卧位、调整后的蹲姿、站立位或者四肢伏地俯身的姿势。

2．在让产妇自主用力前，你的医生或助产士一般会留给产妇多久时间等待？但是要了解，医护人员在时间处理上经常会有基于母婴安全的诸多考虑，孕产妇自己要清楚这一点，并认可安全第一。

3．你的医生或助产士是否会让产妇在用力时屏气，或者让她们在子宫收缩时用力？

如果你对医生或助产士的回答不满意，你可以把上面说的那篇发表在《围产期教育》杂志上的文章拿给她们看。很有可能她们会欢迎这些新的信息，并与你一起协作，为你确定最为安全的分娩姿势和技巧。

待产包的准备

这里列举了一些非常有用的物品，把它们预备在待产包里，会让你在产后使用时减轻疼痛、让身体感觉舒适（在下一章产褥早期护理部分将有更多讲解）。

- 准备至少两打非乳胶手套（你将用这些手套裹碎冰，使用冰敷处理来缓解疼痛，在第八章与第九章中会讲到）。
- 可微波加热的热敷包。可以拿在手上，无论在医院的时候还是回到家的时候对颈部和腰背部位的疼痛进行热敷处理。大部分医院有微波炉，你可以用来加热热敷包。
- 专门的支撑衣或支撑带，产后为盆底和松弛的腹部进行支撑，如裹腹带、加压紧缩短裤以及盆底支撑带。在第八章与第九章将对科学使用支撑衣/带进行详细的介绍。
- 一个小枕头（30×30厘米大小）。如果你是择期剖宫产，记得带一个这样的小枕头。你会发现在咳嗽时、当要躺到床上或下床时，将小枕头抵在腹部会很有帮助。
- 把两只网球塞进一个袜筒里，用来按摩疼痛不适的肌肉区域。
- 甜甜圈形状的坐垫。如果医院里有，就要一个来。如果医院没有，记得自己带一个，产后坐起时，坐在这种中间镂空的垫子上有利于缓解因阴道分娩或痔疮引起的会阴部位疼痛。
- 多带两双舒适的袜子，一套拉链运动衫，两件或三件纯棉的方便哺乳的睡衣，一件长睡袍和一双拖鞋。

- 带上家里你最爱的枕头。在生我的大女儿的时候，我发现医院里的枕头很不舒服，因此睡不好觉。在生老二时，我从家里把自己的枕头带到医院，睡眠则好很多。

现在就对生完孩子后的家务事提前做好安排

此刻，你可能完全想象不到生完孩子后的身体状态。我力劝你跟自己的爱人、母亲、姐妹和婆婆谈及你需要她们的帮助，等你生完孩子出院回家后，让她们协调时间来帮你做些家务。条件好的话，你可以雇人来帮你。最为理想的是在产后 6 周以内，都能有人来帮你。在此期间，身体松软的组织正在愈合康复。由于孕期和最后分娩对身体造成的影响，产后短期内你的身体还不够稳定。因为需要重复性地俯身抱起幼儿或弯腰驼背地给孩子换纸尿裤，你可能要经受肌肉和关节受到牵拉的不适。[c]

在产后 6 周以内，不要提举或推拉超过婴儿体重的任何物品。产后身体处于康复期，在操作家务时如需提举或推拉超过婴儿体重的任何物品，你应该寻求帮助。我说的事情包括到超市采购粮食和食物，提起沉重的洗衣篮，从炉子上提起沉重的水壶，推动沉重的吸尘器等。

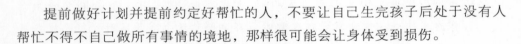

经验法则：最起码在产后 6 周以内，应避免提举或推拉超过婴儿体重的任何物品。从孕期起就牢记这一点是有好处的。

提前做好计划并提前约定好帮忙的人，不要让自己生完孩子后处于没有人帮忙不得不自己做所有事情的境地，那样很可能会让身体受到损伤。

教会大宝们"半路"迎接妈妈

如果家里已经有大一点的孩子，你可以从现在起就"训练"他们爬到沙发

C 如果你在抚育幼儿的时候能够注意"人体工程学"，这真的有利于你的腰背。购买正确的母婴用品非常重要，但是你也应当确保自己能够正确地使用这些物品，以预防身体疼痛。我将在第 16 章与第 17 章深入讲述这些。

上或椅子上来迎接你或拥抱你。在你需要给他们穿衣服或者你需要把他们抱起时，记得让他们先爬到沙发或椅子上，你再进行操作。你可以把这种指示变成游戏：告诉孩子"我们比一比谁先站到椅子上"。教会大孩子们这样操作，等你生完小宝宝的时候便可以避免经常地弯腰去抱他们。这可以保护你的腰背，避免腹肌与盆底肌被过度拉伸。如果你是职场妈妈，你已经养成了下班后一到家便抱起孩子、拥抱孩子的习惯，学习这样"半路"与孩子相迎接有利于你产后身体的康复。

在临产与分娩前考虑向物理治疗师咨询

大部分人并没有意识到物理治疗师可以帮助孕妇，让她们的身体为分娩做好准备。在你就分娩向物理治疗师咨询时，物理治疗师会检查你的身体看看是否存在生物力学的问题。为了让你将来的分娩更顺利，他/她们会评估是否需要重视这些问题。他/她们可能会做一些针对性的处理：

- 帮你缓解现在身体上经受的一些疼痛。
- 关于现在和产后应该如何使用身体以避免腰背损伤，提供给你一些一对一的建议。
- 评估你目前的身体状况，为你制定针对性的锻炼项目以利于分娩。（你可以将本书带到物理治疗师那里，让他/她帮忙看你做的训练动作是否正确。）
- 采用手法物理治疗操作来确保你在分娩时处于最佳身体状态。这样你在分娩时身体会舒适些，你自己和胎儿都会更轻松。
- 教授你一些在分娩进程中可以尝试的特别的训练动作，以确保骨盆更好地排列，使产程更为从容而少费力气。[D]

在盆底治疗方面，经过高级培训的物理治疗师或理疗师还可以帮你确定哪种分娩姿势最适合你。物理治疗师将生物反馈治疗仪的探头置入孕妇的盆底，指导孕妇移动身体做各种姿势，同时检查生物反馈治疗仪上的结果。这样可以

D 作为分娩准备的一部分，我喜欢教我的顾客如何运用"自我——活动"技巧，在分娩初期和宫缩间隙进行这些活动可促进骨盆更好地排列。这可以让骨盆尽可能地处于最有利于胎儿娩出的姿势。

检查得知在哪种姿势下孕妇的盆底肌处于最为放松的状态。孕妇如果能确定最适合自己的分娩姿势并在分娩过程中采用这种姿势，那可以让自己的分娩过程更有效而且更为愉快。

★ ★ ★

希望现在我已经说服了你继续阅读本书，而不是将此书放到一边直到生完孩子再说。你可以现在（在孕期）就开始书中的训练计划，这可以让身体为分娩的艰辛提前做好准备，也可以让你后期的产后恢复更为轻松。

我衷心地祝愿你拥有安全、愉快和健康的分娩过程！

本 章 参 考 文 献

1　Labonte – Lemoynee E, Curnier D, Ellemberg D. Foetal brain development is influenced by maternal exercise during pregnancy. Paper presented at Kinesiology, Univ. of Montreal; November 10, 2013; Montreal, QC, Canada.

2　Miquelutti MA, Cecatti JG, Makuch MY. Evaluation of a birth preparation program on lumbopelvic pain, urinary incontinence, anxiety and exercise: a randomized controlled trial. *BMC Pregnancy and Childbirth*. 2013; 13:154. http://www. biomedcentral. com/1471 – 2393/13/154.

3　Reynolds G. Mother's Exercise May Boost Baby's Brain. *New York Times*. November 20, 2013. http://well. blogs. nytimes. com/2013/11/20/mothers – exercise – may – boost – babysbrain/? _php = true&_type = blogs&_r = 0.

4　Committee on Obstetric Practice. Exercise During Pregnancy and the Postpartum Period. *Obstet Gynecol*. 2009; 99: 171-173. http://www. acog. org/Resources _ And _ Publications/Committee _ Opinions/Committee_on _ Obstetric _ Practice/ Exercise _ During _ Pregnancy _ and _ the _ Postpartum _ Period.

5　Ryan M. Reducing the Risk of Pelvic Organ Prolapse: Birthing Techniques for Less Strain on Pelvic Floor Muscles. *Association for Pelvic Organ Prolapse Support*. http://www. pelvicorganprolapsesupport. org/ birthing – techniques – for – less – strain – on – pelvic – floormuscles/.

6　Simpson KR. When and How to Push: Providing the Most Current Information About Second – Stage Labor to Women During Childbirth Education. *J Perinat Educ*. 2006 Fall;15(4): 6 – 9. doi:10. 1624/105812406X151367.

第二章　新妈妈身体关注：
　　　　救命！　一回家我照了镜子！

　　刚生完孩子的兴奋退却以后，第一次荣升为新妈妈的女性朋友们常常惊讶地发现，她们的身体没能迅速返回到自己想要的身形。还记得我刚生完孩子那时，一回到家我对着镜子看了自己的侧身，真让人叹气……看上去我还像是在怀孕中！我在想我还能不能恢复平坦的小腹！哇噢，太不公平了！为什么我看到的那些明星生完孩子后很快又变回辣妹！

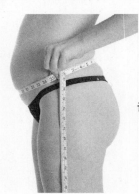

请严肃认真地对待自己的产后恢复！

　　首先，对于普通女性来说，期望一生完孩子自己便能面对"红毯"那是不现实的。对于很多明星来说，也很难。

　　不管你是谁，产后妈妈让肚子收回去都需要时间。所以，不要给自己这样的压力："生完孩子两天就能到 Facebook 上晒身材！"

为什么那些明星妈妈看上去恢复得如此快！确实，她们当中大多数人为恢复身材可以花更多的钱寻求专业的帮助。但更重要的是，她们对待产后恢复更为严肃认真。你可能没有能力雇佣一位全职保姆、夜里起来喂孩子的婴儿看护、私人健身教练和一位厨师。但是你应该也能认真地对待自己的产后恢复。所以现在把那些有关妊娠的书放一边去，让自己产后的需求靠前并成为中心。这就是本书的内容。是时候让自己回到生孩子之前的样子了！

生完孩子肚子里好像有个保龄球。

你有没有曾碰巧看到报道威廉王子与他的妻子剑桥公爵夫人凯瑟琳，首次与他们的小王子乔治公开亮相那天的视频？凯特刚刚生完孩子一天就面对公众，有很多群众迫切地想要一睹新的王位继承人。这样的画面像是童话成真。
不！

当凯特把孩子交给威廉王子时，我们都看到她的肚子还像是怀孕六个月。那天很清楚，就是这样！

为什么会这样呢？

对普通民众来说，这让人有些惊讶：为什么她生完孩子还像在怀孕？对于总是完美面对镜头的凯特来说，有哪里不对劲？这之后媒体像是炸开了锅一样，有很多关于凯特产后肚子大小的讨论。人们惊讶地发现她展现出的是女性刚生完孩子后完全正常的样子。

我并不惊讶于凯特肚子的大小。少数人会意识到女性产后几周甚至更长时间里肚子看上去还像是在怀孕，这很正常，我把它称作产后保龄球肚。女性在分娩后身体内外都发生了很多变化。在孕期，女性通常会增加40%～50%的血液供给。那些多余的液体不会在短短几个小时内消失。孕期积蓄的那些液体需要至少几个星期的时间才能与你产后的身体达到平衡。这也是我推荐新妈妈一生完孩子就穿医疗级轻量加压紧缩内衣的原因，这可以促进更快地排掉体内多余的液体。我会在本书自我照护的章节对支撑衣做深度的讲解。

对于产后可能发生的问题，以上讲的这些并不是全部。为了容纳不断增长的胎儿，你的子宫在孕期已经被充分地拉伸与撑大，产后则需要收缩恢复到它原来的大小。子宫会慢慢地缩小，如果你是母乳喂养的话，子宫恢复就可能更快一些。在孕期被过度拉伸的那些肌肉也需要回缩。内脏器官，如胃、肠，甚至肝脏，在孕期都曾被胎儿挤移位，现在则需要恢复到原来的位置。皮肤，曾因腹部的增大而被充分的拉伸，现在也需要收紧。

所以，非常现实的是，产后你的身体至少需要一个月的时间进行恢复，对于大多数女性来说，需要更长的时间。

Ceridwen Morris 在网上表达了很好的观点，她说道："看到凯特王妃的大肚子，这是对人们非常重要的提醒——孩子的安全出生并不代表女性就已经结束了孕育和分娩的过程。身体各个组织和部位的收缩以及回位需要恰到好处的、平缓的变化，需要符合身体自然而精良的设计，毋庸置疑这需要时间！"[A]

的确，不过正确的、整体性的产后恢复训练计划可以促进这一自然的恢复过程。这正是书中训练计划所涉及的内容。书中孕产妈妈锻炼项目将帮助你达成产后塑身目标，这些项目都是在对女性产后身体精确理解基础之上，应用最佳循证方案，经过全面考量而创建的。

┤ 避开体重计！ ├

不论怎样，产后三十天内不要站在体重计上称体重。我还记得生我大女儿时，产后第三天我称了下体重，看到体重计上的数字我哭了。孩子都生完了，我才只是减轻了几磅重！为什么会这样！孩子体重3.9千克，胎盘和羊水加起来也有1.4～1.8千克，我现在至少应该减轻了5.4千克的重量，对不对？

错！

这里是原因：刚刚分娩后，你的身体仍在经历荷尔蒙的变化。身体里存蓄的液体量随时都在波动，尤其如果你是母乳喂养的话。产后需要数周的时间才能散去孕期身体里积聚的多余液体，需要数周时间子宫才能恢复到原来大小。所以，不管称体重多有意思，最好不要称，否则秤上的数字会让你生气。

针对产后恢复，本书应用最佳循证方案，是经过全面考量而创建的。

如果你是新妈妈，你可以跳过下一章，多产次妈妈可以直接阅读第四章——身体解剖结构，开始了解一些关于产后身体构造的内容。你一定要阅读

A　此处引用得到了 Ceridwen Morris 的许可。

完后续的章节而不是直接阅读产后自我照护与身体锻炼的章节。这些章节是必读章节。女性经历了 9 个多月的妊娠期和最后的分娩,身体发生了渐进的变化,第四章到第七章的内容可以帮你理解现在的身体变化。关于产后可能经历的一些身体不适,或者因为你的操作不当未来可能发生的身体问题,这些章节会提供一些说明和指引性信息。你如果能尽早地获得正确信息,就不会因为接受错误建议而导致新的问题,比如一些好心好意的健身教练甚至医护人员建议你做仰卧起坐,一些明星妈妈们极力地推荐产后束腹。对于产后女性来说,这些建议没有好处,在后续章节中我会讲解。

如果你更好地了解这些知识,
接受错误建议导致延误产后恢复的可能则更小!

第三章　多产次妈妈身体关注：
"一次产后，一直产后"

　　在妊娠和分娩过程中身体所受到的压力和牵拉造成的影响远不只是"妈咪肚"，还会引起腰背痛、骨盆区域痛，而且可能引起漏尿现象的发生。这些情况有可能不是在你一生完孩子就发生的，有研究显示这些问题可能在女性生育多年以后逐渐发展起来。[1]即使你当年生完孩子时感觉良好，未来仍可能出现上述状况。

想让产后身体恢复到理想状况，任何时候开始都不会太迟。

　　所以，女性朋友，你可能在孩子进入幼儿园之前或孩子上大学之前没有感觉到这种产后效应，但是当你真的出现上述状况时你会非常吃惊。

　　身体发生这些问题不是好消息，我知道，但是我想告诉你，有措施可以改善这些状况或者避免这些状况的发生。

　　本书将帮助你全面恢复，即使你现在生过孩子好多年了。它强调你在孕期和刚生产完时，就可能已经发生了的、一些隐藏的内在问题，那些问题默默的在那里，从一开始到现在一直在慢慢地发展。书中的训练计划也可以帮你预防因为这些问题扩大而导致的功能性障碍。

　　想想这些：一旦你生过孩子，就显现出"产后"的身体。我经常跟我的顾客讲，"一次产后，一直产后"。想让产后身体恢复到理想状况，任何时候开始都不会太迟。

★ ★ ★

在我每天的医务工作中，我接待过很多发生尿失禁以及腰背和盆底疼痛的女性，当我告诉她们这些问题都源自于多年前甚或几十年前的生育经历时，她们都非常惊讶。

我的顾客，Alice，非常典型。她存在严重的盆底疼痛已经有很多年了，她曾经看过很多医生，直到最终确诊为盆底疤痕组织。这与她 42 年前的难产有关。她的妇产医生将她推荐给我，我通过手法治疗（通过一些技巧，徒手进行处理）来控制她的疼痛。之后我推荐了五个策略，包括训练计划中的一些锻炼项目，这些锻炼可以帮助她减轻疼痛，让她能够坚持每天的工作以及上下班往返。她非常认真地遵循了我的建议。现在，她没有了疼痛，因此非常感激我（她说我有"魔力之手"）。

你可以看到，仅仅通过物理治疗的一点帮助和每天一些有规律的锻炼，Alice 都能从四十多年前的一些身体损伤中恢复，四十多年前她曾经历难产，阴道撕裂严重。即使她在生完孩子多年以后才出现疼痛，那些受到过损伤的盆底支持组织一直还在支持着身体内部器官，但是这些支持组织的状况在逐渐变差，就像一双有一点撕扯坏了的袜子，最终变成了一个大孔洞，直到状况恶化到在她身体上暴发出显著的问题。我在此分享 Alice 的经历，是想让那些身体上存在疼痛的读者抱有希望。这些身体训练计划和物理治疗，如有需要的话——通常都有——能够缓解因为生育导致的疼痛，即使你生孩子还是在几十年以前。

通过正确的干预，任何时候想要从孕期和分娩后的状况开始完全恢复都为时不晚。我自己就是一个很好的例子。为解决我的尿失禁与盆底疼痛问题，我花了十年时间寻找对策。然而一旦有了正确的方案，我的失禁与盆底疼痛全都好了。

帮助你预防与更年期有关的脱垂问题

还有，这些训练项目——或许协同物理治疗（如果需要的话）——可以帮助你年长的母亲缓解另一件头疼事——盆底器官脱垂。[2,3]一项由平均年龄在 53 岁的妇女参与的研究[4]（这些妇女中，半数人处于更年期）发现，其中一半数量的人有盆底器官脱垂。存在盆底器官脱垂的女性发生盆底功能障碍的概率更高，如盆底疼痛和失禁（尿失禁和大便失禁）。

更年期盆底器官脱垂

女性在更年期可能发生盆底器官脱垂。随着身体雌激素水平的下降，盆底组织会变得没有弹性、弱化，而不能起到更好的支撑作用，这样导致盆底器官的下移。如果你的一位年长的朋友或者祖母存在盆底器官脱垂，你可以告诉她们本书没准可以帮到她们。如果不行，她们可以去咨询盆底物理治疗师。

生育并不是导致盆底器官脱垂的唯一原因，盆底器官脱垂也可能是女性绝经期的一个副产品。[5] 很多研究显示正确的盆底锻炼可以使脱垂恢复，或者至少改善状况。如果你存在盆底器官脱垂，你可以先尝试书中身体训练项目。如果这没有起到作用，那么你应该向盆底物理治疗师或者女性健康照护理疗师咨询。

锻炼是最佳选择。为什么锻炼可以起到作用？在身体的深层，核心肌肉与悬吊着内脏器官（特别是膀胱、子宫、直肠）的很多韧带相连。如果你学会正确的锻炼，则能够加强支撑盆底器官的这些肌肉，你可以收紧那些在绝经期开始往下滑脱的悬吊系统。

相比手术处理，进行锻炼是应对盆底器官脱垂更好的措施，盆底手术的失败率很高。美国国立卫生研究院（National Health Instieutes）最近的一项研究（2013）发现，通过做 sacrocolpopex 手术来处理盆底器官脱垂与尿失禁的女性中约有 1/3 的人（这不是一个让人感觉良好的统计数据！）在术后仅仅七年时间问题又有复发，这些手术原本被认为是能够长久有效的。[6]

我将在第七章深度讲解盆底器官脱垂。但是，在我从这个话题转开前，我希望你能够知道（特别是当你准备再生一个孩子或者知道某个人正处于孕期时，你们可以用到这一信息）预防盆底器官脱垂的最好方法是尽可能地采用最佳分娩技巧。这样，阴道壁与盆底肌肉被撕裂的可能性会减小，撕裂会导致后期的很多问题（想要了解关于这方面更多的信息，可以阅读第一章中"为分娩做准备，了解和选择最为安全有效的方法"部分）。

对多产次妈妈来说，这里有更多好消息。如果你是在完成上次生育几个月以后，几年或者十几年以后，现在开始这些身体训练项目比刚生完孩子的妈妈会更快地理解和掌握要领。我需要你学习所有预备阶段的训练项目（阅读第七章到第十四章），然后坚持一周的固定训练。之后，你可以进入第十五章介绍的高级阶段——强化训练。

然而，在学习有关训练项目的章节之前，你一定要看这一章后面的章节，这些章节会讲解你的女性部位与肚子发生的变化。一定不要跳过这些内容！这些信息和示意图会帮助你更好地理解动作要领，有利于你进行正确的锻炼。如果你是阴道分娩的，我希望你做第八章中介绍的自我按摩，如果你是剖宫产的，则参考第九章内容。这些都对你很有帮助，不管你是在生完孩子多久之后。

只要获得正确的帮助，想要从妊娠和分娩中完全
恢复永远都不会太迟！

本章参考文献

1 Sapsford R. Rehabilitation of pelvic floor muscles utilizing trunk stabilization. *Manual Therapy*. 2004 Feb; 9(1):3 – 12.

2 Hagen S, Stark D. Conservative prevention and management of pelvic organ prolapse in women. *Cochrane Database Syst Rev*. 2011 Dec 7; (12):CD003882. doi: 10. 1002/14651858. CD003882. pub4.

3 Braekken IH, Majida M, Ellström EM, Holme IM, Bo K. Pelvic floor function is independently associated with pelvic organ prolapse. *BJOG*. 2009 Dec; 116(13):1706 – 14. doi: 10. 1111/j. 1471 – 0528. 2009. 02379. x.

4 Spitnagle TM, Leong FC, Van Dillen LR. Prevalence of diastasis rectus abdominis in a urogynecological patient population. *Int Urogynecol J*. 2007; 18(3):321 – 8. doi:10. 1007/s00192 – 006 – 0143 – 5.

5 Dietz HP. Prolapse worsens with age, doesn't it? *Aust. N. Z. J. Obstet. Gynaecol*. 2008;48(6): 587 – 591. doi: 10. 1111/j. 1479 – 828X. 2008. 00904. x.

6 Nygaard I, Brubaker L, Zyczynski HM, et al. Long – term outcomes following abdominal sacrocolpopexy for pelvic organ prolapse. JAMA. 2013 May 15; 309(19):2016 – 24. doi:10. 1001/*JAMA*. 2013. 4919.

第二部分

认识你"新的"身体

第四章 关于身体解剖结构

　　即使你已经看过很多文章讲到妊娠和分娩对身体造成的影响，我保证没有谁满意地解释过生育后这些变化对身体产生的效应。在接下来的几章里，我将分享一些这方面的知识。你需要这些信息帮助你理解如何让肚子在最短的时间内恢复平坦。

　　我会在本章里带你重温一些基础的解剖学内容。这有双重目的。首先，你将了解身体哪些部分发生了变化。其次，你将学会识别那些你不太熟悉的身体部位，你需要找到这些部位以便正确地操作训练动作。

　　我们先来看受妊娠影响最大的骨性结构——骨盆、胸腔和脊柱，之后再看相关的肌肉组织。请不要跳过这部分内容，你需要了解这些信息，有利于正确地进行锻炼。我使用了一些示意图，以便你能更容易地学习这一节迷你解剖学课程。在后面学习训练动作指导时，如果你忘记一些身体部位的位置所在，你可以再翻回这一章查阅。

**不要跳过这部分内容，你需要了解这些信息，有利于正确地进
行锻炼。**

骨盆区域

骨盆带

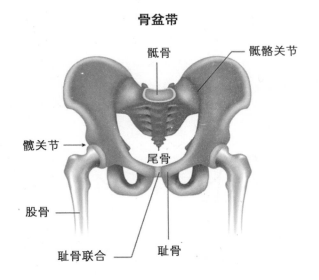

探明骨盆、脊柱和胸廓

骨盆

从上图你可以看到骨盆主要由三大块骨骼组成。其中有两块 U 形的骨头，
它们环绕在躯干下缘，在前面对接形成一个关节叫做耻骨联合（在一些锻炼项
目中会涉及骨盆的这一部位，所以现在你可以对耻骨联合所在的位置加深一下
记忆。后面我可能也会直接称耻骨联合为耻骨）。

耻骨联合关节是由一大块软骨组成的，它在骨盆的前端将骨盆分开为左右
两边。因为软骨比骨头软，这让骨盆的前端更为柔韧。女性在孕期产生的激素
会使得耻骨联合更为灵活，也就是说耻骨部位较之以前更容易移动。如果耻骨
关节移动太大则会引起疼痛，这在孕后期比较容易发生（这也常被称为耻骨联
合功能障碍）。产后妈妈也经常会发生这个区域的疼痛，特别是那些经阴道分
娩的妈妈。对此，在第六章我会更多讲解如何处理这类疼痛。

在两边，这两块 U 形的骨头形成髋关节窝。双腿在此与骨盆相连。

这两块 U 形的骨头同时弯向身体后面，与一块叫做骶骨的三角形的骨头相连接。在这个连接部位形成了骶髂关节。在骶骨的下面是尾椎，也称尾骨。我的很多产后顾客告诉我她们在孕期和产后出现尾骨部位的疼痛。如果在分娩过程中尾骨被扭伤、挫伤或者折断，那么产妇在坐着的时候也会非常痛。

骶骨向上是腰椎。脊柱是由很多块称为脊椎骨的小骨头形成的解剖结构，这些小的脊椎骨一块接一块摞向上方。其中有五块腰椎骨，它们相互连接在一起的区域被称为下背部。在下背部之上是胸脊柱，由十二块与胸廓相连接的脊椎骨组成。在胸廓之上是七块颈椎骨组成的颈部。

脊柱和胸廓

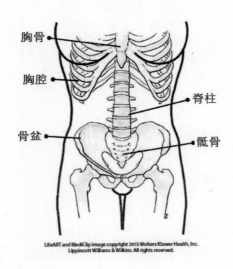

胸廓是由 12 对肋骨组成，在后面与脊柱相连接。胸骨在胸廓的前面（如上图中所示）。

我希望你能花点时间对照示意图找到自己胸廓前面胸骨的下缘（如后面示意图中手掌上沿触及到的部位）。胸骨在胸廓前面的中间部位，就是你腹部柔软的部分与上面硬实的区域（胸骨的下缘）相连接之处。

接下来，找到你的耻骨联合或"耻骨"，就是内裤腰线以下最硬实的部位。当我教你一些动作操作时，我会让你将手放在胸骨和耻骨上，所以你最好对这两个部位做一下加深记忆。

无论在活动还是休息时，功能良好的躯体中尾骨、脊柱和胸廓都会相互保持正确的排列姿势。在后面一章，我会教你正确的身体排列，这项练习会让核心肌肉自动地发挥最佳效用，而你不需耗费很多力气。

我会教你正确的身体排列，这项练习会让核心肌肉自动发挥最佳效用，而你不需耗费很多力气。

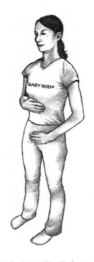

如图，将手放在耻骨联合处和胸腔下方

了解更多与盆底相关的信息

我希望你也能够非常熟悉盆底。当我在后面教你如何感受盆底肌肉收缩时，你需要了解这些盆底知识。要学习预备阶段训练中的第一个项目，你也需要了解这些盆底知识。等到开始学习训练项目时，如果你仍不清楚应该将手放置在哪些部位，你可以翻回来查看相关的示意图。

盆底由柔软的组织与肌肉构成。它被称为"底"，因为它处于骨盆的底部。它处于耻骨联合（在骨盆前面）与尾椎（你的尾骨，在骨盆后面）之间。如下图所示，女性骨盆底是菱形的。外层由柔软的组织组成，在中间分开形成阴唇。盆底肌肉在这些柔软的组织下面。肛门口、阴道口和尿道口都位于盆底。

仔细观察下面的示意图，你会注意到会阴是一块很小的柔软组织，它位于阴道口与肛门中间。在女性阴道分娩时这个部位经常容易撕裂，这个部位也是妇产医生在接生时做会阴切开的地方。

外盆底

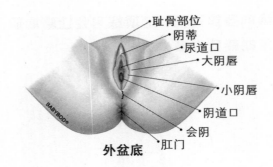

耻骨部位
阴蒂
尿道口
大阴唇
小阴唇
阴道口
会阴
肛门

外盆底

盆底肌肉

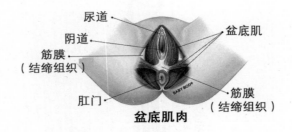

尿道
阴道
筋膜
（结缔组织）
盆底肌
筋膜
（结缔组织）
肛门

盆底肌肉

肌肉

你已经熟悉了骨骼结构，现在让我们开始来看看那些最容易受妊娠和分娩影响的肌肉。这些肌肉是训练计划中关注的肌肉：你需要锻炼这些肌肉来让腹部恢复平坦。

盆底肌肉

盆底肌肉位于你的骨盆底部。它们由很多交织缠绕的肌纤维组成，这些交织的肌纤维围绕着外阴与直肠几乎形成了一个阿拉伯数字"8"（见上方示意图）。这些肌肉与筋膜一起组成盆底肌，负责支持膀胱、子宫和直肠。尿道口、阴道口和肛门穿过这些交织的肌肉。当盆底肌强健并有效发挥作用时，它们会帮助你控制膀胱与直肠的功能。同时它们对性功能发挥着重要的作用。

　　这里我希望你记住的是，有很多肌筋膜交织在盆底肌中。肌筋膜是由一张张支持性结缔组织组成的，就像你经常在一片红肉上看到的白色组织。盆底肌内部的肌筋膜起到分离和支持盆底器官的作用，包括子宫、膀胱和直肠。它对支持骨盆底起到主要作用，并且帮助肌肉保持在固定的位置上，这样肌肉则不会下垂、"耷拉"下来。

---| 你知道吗？ |---

　　通常，人们认为肌肉是一块厚实的组织，就好像在肉店看到卖肉人切割下来的一块牛肉或羊腿肉。实际上，你在肉店看到的是很多不同的肌肉组合在一起，它们附着在骨头上。单独的肌肉则是由一层层叠起的肌纤维组成的，肌肉与肌肉通过结缔组织"聚拢"在一起。一层一层的筋膜由结缔组织形成，负责分离和支持肌肉。人体有很多肌肉组织，实际上，这些肌肉组织通常占你身体重量的40%～45%。

腹肌："远不止你眼见的那些"。

两层腹肌

　　在后面的示意图中你会看到，你的腹部由很多层肌肉组成。但将事物简化一些来看，我喜欢说有两层不一样的腹肌：外层和内层。这两层肌肉的功能不同。外层肌肉发挥"运动"的作用，而内层肌肉起到"支持"作用。腹肌最深层的肌肉是腹横肌，属于核心肌肉体系的一部分，它的主要作用是支持内脏器官保持在固定的位置上。在本书后面的章节会对核心肌肉进行详细讲解。

　　想要理解腹部外层肌肉和内层肌肉的区别，仔细查看本章后面的示意图会对你有所帮助。示意图中的剖面图会帮你区分肌肉的不同层。你可以清楚地看到腹部由四层肌肉组成。其中三层靠近身体外表层的是外腹肌，最深的一层肌肉是内腹肌。

　　学会区分内层和外层肌肉很重要。最终，在经历过分娩的艰辛后，为了有效恢复，你需要稍微区别对待这两层肌肉。接下来我们将进一步探讨这个问题。

外层肌肉发挥"运动"的作用，
而内层肌肉将各器官"支持/维持"在一起。

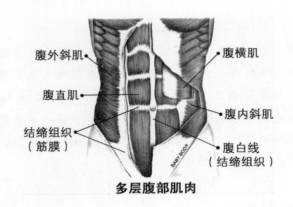

多层腹部肌肉

外层斜肌
腹直肌
结缔组织
（筋膜）
腹横肌
腹内斜肌
腹白线
（结缔组织）

外层腹肌

外层腹肌由三层肌肉组成，它们共同作用来使胸部向骨盆弯曲（或卷曲）和旋转躯干。

1．腹外斜肌：位于腹部两侧，常被称为"腰间赘肉"的肌肉。

2．腹内斜肌：在腹外斜肌下面，是一层称为腹内斜肌的肌肉。

3．腹直肌：在腹部最前面，你会摸到腹直肌，俗称"六块肌"，看上去很像两条宽的缎带铺在肚脐的两侧，从腹部的上端向下展开来。腹直肌被称为"腹白线"（你可以从上面的示意图看到腹白线，是一个从腹部由上而下展开来的细白条）的结缔组织从中间分开。在孕期，这一结缔组织较你在怀孕前变得松弛，它常常会被伸展开来以便容纳不断增大的胎儿。随着腹白线的扩展，两边的腹直肌就会越来越相互分离。如果因为胎儿不断地增大，腹白线被拉伸过度以至于两边肌肉间的空隙太大，则形成一种被称为腹直肌分离的问题（Diastasis，来源于拉丁语，意思是原本结合在一起的部分被不正常地分离）。我将在第七章对腹直肌分离进行更多的讲解，并讲述你该如何处理腹直肌分离问题。

内层腹肌

腹横肌

再看一看上面的示意图，腹部最深层的肌肉是腹横肌。看下面一幅示意图，又可以看到腹横肌从前面到后面，从肋骨到骨盆，环绕着躯干，好像深层紧身褡一样形成对躯干的支持。尽管腹横肌位于腹部深层，但是想让腹部变得平坦，它起到重要作用。

如果腹横肌能妥善地工作，它会在人体活动时稳固（或者"使结合在一起"）骨盆和脊柱。它同时压紧内脏器官并使这些器官保持在固定的位置上。当腹横肌能最为有效地工作时，它可在你的下腹部形成一种支撑，使得腰和肚子看上去更加紧实而且平坦。正确地训练腹横肌也会帮助你消除肚子底下的凸起。在本书的训练项目中，你将学习一些专门针对腹横肌的动作，帮你恢复到孕前的腰线。

要想让腹部恢复平坦，腹横肌并不能独立起作用。之前我曾提及过，腹横肌隶属于一个肌群，这个肌群被称为"核心肌群"，你或许曾听到过这一术语。盆底肌也是核心肌群的一部分。接下来我会讲到另外两种肌肉：多裂肌，身体背部的深层肌肉；膈肌，将胸部与腹部进行分隔的呼吸肌。

这些肌肉被称为"核心"，因为它们是身体最深层的肌肉，位于身体的核心部位。这些肌肉相互协调发挥作用，而非各自独立工作。核心肌肉的一个主要功能是在你运动或活动时保持躯干稳固协调。在第六章，我会详细讲述核心肌肉是如何发挥作用的。

现在，我们来简要了解一下另外两种我还没有讲过的肌肉。

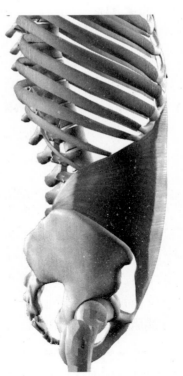

腹横肌

多裂肌——背部的深层肌肉

在下面的示意图中你可以看到多裂肌经过整根脊柱。它们从骶骨起（骨盆的背面），向上到头盖骨。注意，它们在后背的中间位置向胸腔的方向有所延展。这是身体背部最深层的肌肉，它们在几乎所有的运动中起到支撑或稳定脊柱的作用。如果多裂肌作用不佳，你每次弯腰捡起一张纸或者转身看橱窗内有什么感兴趣的东西时，脊柱会过度活动，你会感觉身体不稳固。反之，如果这组肌肉作用良好，它会维持脊柱的稳定，

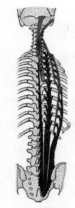

多裂肌

在运动时你会感觉整个身体如一个整体在移动，而不是分离的各部分。

多裂肌从脊柱的两侧铺展上去，这张示意图仅显示了身体右侧的多裂肌。

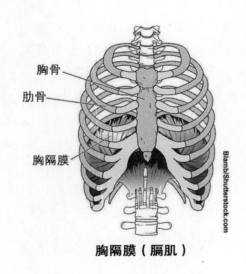

胸骨

肋骨

胸隔膜

Blamb/Shutterstock.com

胸隔膜（膈肌）

膈肌

这个大的、穹顶形的肌肉将胃和其他内脏器官与肺分隔开来。你可能仅仅把它看成呼吸肌，这的确是膈肌的主要作用（驱动呼吸的工作机制），然而大多数人会惊讶于膈肌也是核心肌肉。在日常活动中，人的呼吸方式会引起腹压

的变化。这是膈肌对其他肌肉最大的影响（我在第六章会详细讲解）。因为你想使得腹压正好，你的膈肌则必需尽可能最为高效地工作。

在孕晚期，增大的子宫会将膈肌拱起，使得膈肌不能发挥最大效能。胎儿获得了更大的空间，但是你的呼吸变浅，结果就是效率降低。在这种情况下，膈肌也不能起到核心肌肉的作用了。

所以在生完孩子之后，你需要采取正确的步骤来恢复膈肌的作用，以使它发挥最大效能。这就是为什么在你生完孩子以后做呼吸练习如此重要，我会教你极为有针对性的训练。第十二章训练计划中的呼吸练习将有助于你恢复膈肌的呼吸与支持作用。

★ ★ ★

以上内容属于基础解剖学的初级讲解。在后面两章，你会巩固这些知识，并了解产后身体那些隐藏的变化。你需要注意这些内容，因为这有助于加快身体的恢复。

第五章　为什么产后身体不能"弹回去"

　　哦，那可怜的、走形的肚子！"那全是脂肪吗？"当你在镜子前面瞥见那裸露的肚皮时，心里不禁念叨："什么时候它才能恢复到正常水平？"

　　让我来告诉你一个少有妈妈知道的小秘密：不，那些不"仅仅是脂肪"。有很多其他因素会使得产后肚子鼓起来或松垮下去，这就是本章要讲述的内容。你了解了这些信息，才会在产后比较明智地、积极地支持你的身体恢复。我保证在你看过本章内容之后，你就会确切地明白为什么产后身体不能"弹回"到孕前状态，以及应该采取怎样的步骤才能确保完美地恢复。

在产后恢复期，你需要明智地、积极地支持自己的身体。

　　年长一些的妈妈们，请你们也认真阅读本章。或许你的身体至今尚未从妊娠和分娩后完全恢复，这是我在物理治疗从业经历中一次又一次看到的。比如说，有些妈妈在生完最后一个孩子好多年以后还有"妈咪肚"。你呢？如果你也是这样，身体恢复止步不前，下面介绍的两个自检方法会提供给你一些有用的信息。

产后的"保龄球肚"阶段

　　一个引起腹部鼓胀的原因是水肿（液体潴留），特别是在刚刚生产后的时期。在本书前面的章节我曾讲到，大约需要一个月或更长时间，你的子宫和肌肉才能缩回，同时散失掉你在孕期保持的多余液体（如在《新妈妈身体关注》一章中讲到的，让身体里这些多余液体迅速排除的最好方法是巧妙地使用梯度加压服装，在第八章与第九章我会详细讲解）。

即使度过了早期产后"保龄球肚"阶段，你的肚子不再水肿，但这并不代表你已经脱离了危险。这时，你可能还是感觉肚皮松垮，好像有许多磅柔软的、凝胶状的脂肪在下腹部堆积，形成了不想要的凸起。

你的身体稳定系统——你的"核心"[A]

当身体已经散除了多余的那些液体，是什么引起肚子松垮或下腹部鼓胀？这一问题的答案有些复杂，这与你现在腹部肌肉与结缔组织的状态，以及激素对这些组织的影响有关。我会一点一点地解释。请跟随我。我要告诉你的是你所不知的关于产后身体最为重要的信息。

你的肌肉与结缔组织是人体一个较大系统中的重要组成部分，这个系统就是"稳定系统"。[1,2]这一系统保持人体直立，预防产后在你站立时内部脏器从你的"妇科部位"脱垂下来。

不幸的是，女性在孕期、分娩时以及这之后可能变得容易发生这种危险情况。如果这一系统的功能下降，同时你的腹部肌肉不能有效地发挥作用，你的肚子可能不会呈现出让你满意的、想要的样子。

这一稳定系统由三部分组成。[1,3,4]说得更清楚些，你可以在保持直立和运动时不会有身体散了架的感觉：

1. 骨骼的形状和骨与骨之间的连接（想想乐高积木之间的连接组合）。这提供了人体稳定系统的第一层次。

2. 结缔组织，包括韧带、肌腱、软骨和被称为筋膜的那些白色纤维状的东西，你在切牛肉时会看到这些组织。结缔组织连接骨与骨（形成关节），支持肌肉，保持内脏器官在固定的位置。这形成了第二层次的稳定系统。

3. 许许多多的肌肉包围着人体内脏器官与骨骼，提供了第三层次的稳定性。提供身体稳定性的肌肉是核心肌肉，就是我在上一章讲到过的深层肌肉。核心肌肉与身体的外（浅）层肌肉不同：它们的主要功能是维持身体各个部位连接在一起，同时确保活动时人体结构依旧稳固（而浅层肌肉负责运动或活

A　特别感谢两位物理治疗师帮助我想出如何用简单的术语解释身体稳定性系统：Anthony L, The Phyiso Dective, APA 肌肉骨骼处理物理治疗师，和 Dian Lee, BSR FCAMT RY200。

动）。如果你想要平坦的腹部，这些肌肉需要100%地发挥作用。

大脑控制所有这些部位的同步性，就好像那些在机场控制航空交通的人。因此人体稳定系统这三个层面之间的相互协调非常重要。如果有一个部分作用不佳，整个稳定系统则变弱，你将失去顺畅、有效、安全运动所需的掌控能力。

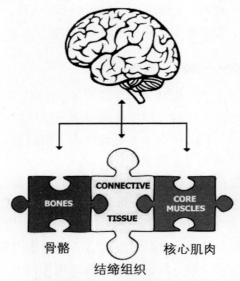

骨骼　　　　　　　　　　核心肌肉

结缔组织

大脑控制稳定系统的协同工作与功能发挥

最为理想的是，身体的所有骨骼排列准确并且紧密连接在一起；你的韧带与结缔组织缠得足够紧，以保证骨头与肌肉也紧密连接在一起；你的内脏器官保持在固定的位置上；你的肌肉纤维被正好而不是过度地牵拉，这能够让肌肉收缩时变得强壮结实。

把身体的稳定系统想象为拼图玩具。当你活动时，作用良好的机体的稳定系统保证身体所有的"组件"处在固定的位置上，你可以运用最大的力量有效地完成各种各样的运动。

妊娠、分娩以及哺乳是如何导致身体更不稳定，而且使得肚子鼓起来的？

你知道，在孕期，为了容纳和生出孩子，你的身体发生了多种变化。你的整个腹部（包括肌肉和韧带）随着胎儿的增大而被不断地拉伸。因为支持骨盆的韧带变得松弛，连接髋骨的关节较之前也没那么稳定了。支持腹腔与肌肉的结缔组织变得松弛，这使得肌肉变得薄弱。

大多数女性并不知道产后好长一段时间里，她们的身体还在经受 "孕激素" 的影响。

"孕激素"

当你怀孕后，身体产生激素来帮助胎儿成长，并且帮助你的身体适应不断增长的胎儿，为分娩做准备。[B]我们把这些激素统称为 "孕激素"，这是经过与澳大利亚备受尊重的女性健康照护物理治疗师 Dianne Edmonds 一些邮件交流后，我最终确定下来的一个概念。[C]

"孕激素" 使得支持骨骼和肌肉的韧带与结缔组织变得松弛和更为柔韧，从而可以随着胎儿的长大而拉伸。[5,6]为了让身体为分娩做准备，这些激素也会使得与骨盆相连接的一些关节变松。这是一个渐变的过程，随着胎儿的增长，连接骨盆的关节变得更为灵活。当快临产时，髋骨会最大程度地扩展，开大你的骨盆，以便胎头进入产道。

开大的骨盆会帮助你在分娩过程中向下用力时将胎头推向产道，此时产道也会被拉长几英寸。这是分娩的一个奇迹，不是吗？

"孕激素" 的延迟效应

以上是孕激素有利的一面。然而，这些变化也有不利的一面，即身体变得很难保持稳定。肌肉和韧带被持续拉伸，连接骨头的关节变得 "晃动"，这使得你在孕期容易发生疼痛。

大多数女性并不知道产后好长一段时间里，她们的身体还在经受 "孕激素" 的影响。孕激素的消失需要一段时间，这也是女性产后身体不能迅速 "弹回" 到正常水平的原因之一。关节、结缔组织和肌肉在生完孩子一段时间以后依旧松弛，这意味着你在刚刚荣升为新妈妈后会不容易掌控身体的稳定性。这

B 关于究竟是哪种激素引起了女性孕期及产后韧带与结缔组织的松弛有很多争议，也有很多互相冲突的研究报告。这里暂时不去确定究竟是哪一种激素，我把它们统一称为 "孕激素"。

C 我引用了 Dianne Edmonds 的话。她是澳大利亚物理治疗协会——失禁与女性健康照护物理治疗项目前主席，也曾是女性健康照护物理治疗师国际组织（IOPTWH）的董事会代表。她是澳大利亚失禁基金会 "盆底为先" 特别项目的专员，现在是活动大使。

也是大多数妈妈们在产后几个月或更长时间内还鼓出"妈咪肚"的原因。很显然，如果你腹部的结缔组织和肌肉仍然停留在松弛的状态，当然会影响肚子看上去的样子。这同时意味着你可能有发生或加重一种或多种身体病症的风险，如膀胱漏尿、骨盆或背部疼痛，或者腹直肌分离（有时候腹直肌分离的情况也被称为"妈咪肚"）[D]。

那到底需要多长时间才能恢复？"孕激素"对每位女性造成影响的确切时长由于个体差异而不同[E]。一些女性可能会比其他人恢复得更快，然而另外一些女性可能需要更长时间来恢复。举例来说，有先天关节过度活动（即"双重关节"）问题的女性可能会停留在松弛状态更长时间。一般来说，如果你在产后是给孩子喂奶粉的，"孕激素"仍然保持其作用到产后大约三个月时间。这意味着在产后三个月内你仍然会"松弛"，同时身体也不太稳定。母乳喂养的妈妈较之人工喂养的妈妈则会受到"孕激素"更长时间的影响。如果你是母乳喂养，应该了解"孕激素"的延迟效应会出现在你整个哺乳期，并且直到停止哺乳大约三个月以后才会消退。

最终，这一影响会渐渐消失，同时你的关节、韧带和肌肉又会重新结实起来。然而，肚子一般不会自动地变平坦。但是，如果你采取正确的措施，肚子可以恢复平坦，这正是本书想要教授给你的。如果你真的能够投入时间和精力进行锻炼，本书可以帮你完全恢复。

"孕激素"的延迟效应

喂奶粉的妈妈	母乳喂养的妈妈
"孕激素"对结缔组织的影响会持续到产后三个月。	"孕激素"的影响会出现在整个哺乳期，并且直到停止哺乳大约三个月后才会消退。
身体的稳定系统在产后三个月时间内仍然缺乏抵抗力。	身体的稳定系统从哺乳期到断奶后三个月内缺乏抵抗力。

D   腹直肌分离是指腹肌在腹部前面相互分离，引起很多产后女性肚子上出现鼓起或隆起的状况，也就是"妈咪肚"。可阅读第七章的内容了解更多信息。

E   在这本书出版之际，关于产后结缔组织会在多长时间以内还会缺乏抵抗力的研究还很有限。我能提供给你的最好建议是从我30多年服务于孕期和产后女性的工作经验总结而来的。通常，我看到大多数女性在生完孩子的几个月里仍然处于"松弛"状态。如果她们是提供母乳喂养的妈妈，她们在整个哺乳期和在孩子断奶后的几个月里通常都会处于松弛状态。我与一些备受尊重的物理治疗师和理疗师就此进行过很多讨论，他们也发现了这种产后女性身上的"孕激素"延迟效应。我们一致认为需要对产后女性的"孕激素"延迟效应进行更多的研究。

（续）

喂奶粉的妈妈	母乳喂养的妈妈
在产后三个月内需特别注意，以预防身体损伤。	从哺乳期到停止哺乳大约三个月内需特别注意，以预防身体损伤。

记住这一点非常重要，因为一些妈妈错误地以为，在产后 6 周妇检时医护人员说"一切不错"，便可以开始恢复孕前的"常规运动"。这并不正确。实际上，产后 6 周只是早期的恢复。这只是软组织损伤愈合可能需要的时间，身体肌肉恢复 6 周的时间远远不够，而且 6 周时间肯定还不能让结缔组织完全恢复结实。如我刚刚解释的，这需要几个月甚至更长时间，取决于你是否母乳喂养。在"孕激素"作用消失之前，你应该避免任何挑战目前身体状态的剧烈运动或负重活动，否则可能会造成身体损伤。

举例来说，你在生完孩子真正恢复强壮之前，如果你曾不断地施加压力给腹部肌肉，则会引起或者加剧腹直肌分离，这会使得"妈咪肚"看起来更为严重！在产后做超出自己身体可控范围的活动，可能引起或者加重如尿失禁、骨盆或腰背疼痛，或者盆底器官脱垂这样的病症。[F,7,8,9,10]如果增加一点了解和耐心便能避免问题的发生，为什么要冒险呢？在第七章我将详细讲到这些问题。

---| 你知道吗？ |---

如果增加一点了解和耐心便能避免问题的发生，为什么要冒险呢？

➤ 案例分享

过度及过早进行一些活动的危险性

关于过度及过早进行一些活动可能发生的问题，这里分享一个故事以便引起你的注意。Megan 被医生诊断为盆底器官脱垂，这是她在产后 6 周例行检查之后发生的问题，她的医生将她推荐给我进行康复治疗。

在 Megan 怀孕之前，她非常活跃。她喜欢"集中训练营"之类的锻炼项目

F　盆底器官脱垂是一种盆底器官，如子宫、膀胱和直肠，从它们在盆腔以内的正常位置向下脱垂，并且往下压向盆底的身体状况。这种状况可进一步引起失禁和盆底痛的发生。可阅读第七章了解更多相关信息。

和半程马拉松。在她怀孕之后，由于孕初期严重的孕吐反应，她减少了这样的剧烈活动。为了维持身形，她开始使用椭圆机做有氧运动，同时做一些低强度的瑜伽训练。很幸运，她的分娩过程非常顺利，仅仅有稍许撕裂需要缝合。在产后 6 周例行检查时她特别高兴，因为医生告诉她恢复很好，她可以进行一切常规活动了。Megan，就是 Megan，决定在第二天就开始恢复孕前她经常参与的那些运动。

Megan 开始了她认为轻松的常规运动：在跑步机上跑数公里，举哑铃训练，做仰卧起坐，以及普拉提训练。在她结束第一场训练后，她感觉身体下面不舒服，好像有"一个高尔夫球"堵在阴道口。但是她并没有在意，依然继续这些日常运动项目。在她运动两周以后，她从健身房直接到超市买了很多食物，她将很重的两大袋物品搬到家里楼上，这时她失去了对膀胱的控制，尿湿了裤子。更糟糕的是，她感觉到有个东西从阴道里伸出来。当天照镜子自检时，Megan 说她看见"阴道里什么东西伸出阴道外"。

她立即去看了医生。医生告诉她那是盆底器官脱垂：她的膀胱下垂到阴道里，并膨出到阴道口。之后数周，医生让她涂抹雌激素软膏进行治疗（通常，雌激素软膏可以增加盆底肌张力，因此有利于支撑盆底器官。因为 Megan 正在母乳喂养，她的身体自行产生的雌激素水平较低，才外用雌激素）。医生同时将她推荐给我，进行物理治疗。

看到没？如果你在生完孩子 6 周检查以后就立即"一切照旧"，你让身体超负荷，则可能发生上述状况。

幸运的是 Megan 的故事有一个美满的结局。我在她产后两个半月的时候开始对她进行治疗。

我教她如何进行正确的盆底肌收缩并让她立即开始进行训练计划。我同时推荐她使用盆底支撑带[G]以提供对盆底的额外支持，告诉她在哺乳期间以及停止哺乳的三个月以内如何保护身体以预防损伤。这其中的原因，我已经在前面讲过了。我还教她如何安全地使用椭圆机和骑自行车，或游泳进行有氧锻炼来燃烧热量。在这样的指导原则下，她的脱垂问题不断得到改善。

G 盆底支撑带用于支持盆底。你可以在 www.BabyBodBook.com 网站查找到我推荐的一种盆底支撑带。想要了解更多信息，可阅读第八章或第九章。第八章是针对阴道分娩后自我照护的信息，第九章是针对剖宫产后自我照护的信息，你可以根据自己的情况选择对应的章节进行阅读。

Megan 在停止哺乳三月以后来见我。这时通过评估，我们觉得可以提高她的锻炼强度，包括跑步，跳跃，打网球。最终，她能够恢复所有以前她喜欢的运动项目啦！

让自己保持安全

如果你想避免同样问题的发生，现在花一分钟时间想想自己的情况。从你生完孩子到现在已经多久了？是不是不到三个月？你是否还在母乳喂养？如果已经断奶，是否断奶后还不到三个月？

如果你对后面三个问题回答"是"，那么你真的需要在这段时期呵护好身体。你应该注意避免超身体负荷的任何活动。不要过度压迫或拉伸身体，比如搬运笨重的家具，或参与对你现在来说非常有挑战的任何一项运动。如果你不得不搬运重物，则需要运用正确的姿势并在用力的同时呼气。在本书后面还有更多关于人体工程学与呼吸技巧的介绍。如果你是跑步爱好者，网球或排球运动员，或热衷于任何其他形式的运动，你应该在身体稳定性系统恢复到能良好运行以后再重新开始这些剧烈运动。

如果你想要知道还需要保持"安全范围内活动"多长时间，可以按照后面介绍的两个稳定性测试来自检，即直腿抬高测试和跳跃测试。这两项测试的结果会显示你是否可以开始进行如提举重物，在网球场地上来回跳跃，或者跑步这样的更具挑战性的、高强度的活动。如果你"通过"了这两项测试，你大约可以比我之前建议的时间更早一些开始进行高强度的活动。即使你没有通过测试，但通过穿戴骨盆带或盆底支撑带，你或许也可以更早地尝试恢复运动或开始进行更具挑战性的活动。在直腿抬高试验的第二部分，我会解释如何评估某种支撑带是否有改善身体稳定性的效果。在第八章和第九章，我还会仔细讲解各种类型的支撑带。

----| 你知道吗？ |----

如何才能知道身体的稳定系统是否处于最佳运作状态？
请进行下面的测试来评估你目前的状况。

身体稳定性系统评估

如何才能知道身体的稳定性系统是否处于最佳运作状态？

采用下面介绍的两个测试，直腿抬高测试（两部分）和跳跃测试来评估你目前的状况，并决定何时才能重启更具挑战性的活动和剧烈的或不协调的一些运动。如果你在孕期，你也可以安全地尝试这两项测试，除非你的医生警告你不要做。如果你生完孩子，则取决于你分娩的情况（是剖宫产，是复杂困难的分娩历程，还是非常顺利的阴道分娩）。顺利分娩的话，最快生完孩子两天以后就可以进行测试，之后每周进行一次来检验你的恢复进展。提醒一下，这两项测试并不是"万无一失，百分之百准确"的，但测试结果大体可以帮你明确目前的身体状况，以便决定最为安全的活动方式。[H]

"产后已经过了一段时间"的妈妈和年长一些的妈妈们，我希望你也能够尝试这两项测试，这样你可以了解自己是否已经从生育后完全恢复。如果你现在有疼痛或者漏尿，这种状况可能是在你之前怀孕期间或分娩时就已经发生了，或许是经过了一段时间现在才浮出水面。我经常看到这种状况在过来寻求治疗的年长一些的妈妈身上发生。所以，我才总结出我最喜欢的那句话" 一次产后，一直产后"。

直腿抬高测试 [11,12,13]

如果你已经生完孩子，并且分娩时未曾经历复杂困难的过程，在产后 48 小时后你便可以进行这项测试。做过第一次测试之后，以后可以每周再做一次测试来追踪恢复进展。

这个自我测试的目的是了解你的核心肌肉有没有很好地稳固躯干。

不过，如果你是剖宫产，或有大的阴道或盆底肌撕裂（Ⅲ度或Ⅳ度裂伤）或侧切，你应该在产后 6 周检查时得到医生许可以后，再开始尝试这项测试。在完成第一次测试之后，以后每周再进行一次，可以追踪恢复进展。

这个自我测试的目的是了解你的核心肌肉有没有很好地稳固躯干，进而确

H　最为理想的是，所有女性能到具备产后女性医疗照护经验的物理治疗师或理疗师那里进行产后检查。但是在这成为产后和产前惯例之前，你可以采用两个测试来评估自己的恢复情况。如果你确实会去物理治疗师那里进行产后检查，你可以带上本书，你可以采用这里介绍的训练计划与你的物理治疗方法一起来帮助产后的尽快恢复。

定你是否适合进行更具挑战性的锻炼或者活动。这个测试还可以帮你判断使用骨盆带对你能否起到效用。这项测试包括两部分：第一部分不需要在骨盆区域施加支持力，第二部分则需要施加支持力，用手按压骨盆或者是使用骨盆带产生支持力。

直腿抬高测试第一部分（无外部支持力施加）：

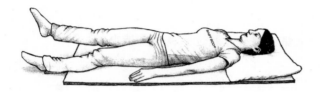

- 在一个坚实、平整的垫子上仰卧。
- 缓慢地、轻轻地呼气，同时将伸直的一条腿抬高 15～20 厘米。注意你的感觉。之后将腿放下到垫子上。
- 类似操作，换另外一条腿抬起，之后放下。
- 记录你的结果（看后面表格中的问题）。

结　　果	否	是
是否感觉有一条腿比另一条腿沉重？		
在进行直腿抬高时是否感觉骨盆在晃动？		
感觉到哪里有疼痛？如果有，记录疼痛不适的区域（骨盆，腹部或背部）。		
是否注意到肚子中间有鼓起或隆起？		

你注意到哪些？请在本书附录 A 的表格中记录答案并标注进行这项测试的时间。这样，在后期再进行该项测试时，你可以与前次测试结果进行比较，这样可以追踪身体恢复进展。

上面的问题，只要有一项你回答"是"，则说明产后在开始任何颇具挑战性的活动以前（如提举重物，或任何需要跳跃、来回扭转方向的运动，或跑步），你需要先恢复核心肌肉。你可以通过训练计划学习如何强化核心肌肉，你的身体将由内而外得到增强。[1]现在再来进行第二部分测试，以判断使用骨盆

I 在此要申明出处，澳大利亚物理治疗师 Michelle Kenway，《由内而外》（*Inside Out*）一书的作者，据我所知，应该是第一位谈论由内而外增强身体的人。

带在产后康复锻炼过程中是否能发挥作用。

直腿抬高测试第二部分（从外部施加支持力）：

现在开始进行第二个测试，如图将手按压在骨盆上或使用骨盆带给骨盆区域施加支持力（参见第八章与第九章了解关于骨盆带的更多信息）。如果你的稳定系统尚未强健，来自于手或带子的压力可以为骨盆提供额外的支持力。

直腿抬高测试第二部分（通过手施加支持力）：

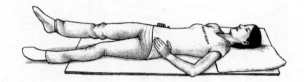

- 在一个坚实、平整的垫子上仰卧。
- 双手放在骨盆两侧，同时向里挤压。在抬起一条腿的同时保持继续挤压（如上面示意图所示）。
- 缓慢地、轻轻地呼气，将伸直的这条腿抬高 15～20 厘米。注意你的感觉。之后将腿放到垫子上。
- 类似操作，换另外一条腿抬起，之后放下。
- 记录你的结果（看后面表格中的问题）。

直腿抬高测试第二部分（通过使用骨盆带施加支持力）：

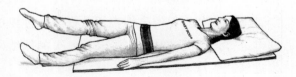

- 将骨盆带裹好。要确保带子紧紧地裹在骨盆的骨头部分而不是裹在腰部。
- 在一个坚实、平整的垫子上仰卧（如图所示）。
- 缓慢地、轻轻地呼气，将伸直的一条腿抬高 15～20 厘米。注意你的感觉。之后将腿放到垫子上。

- 类似操作，换另外一条腿抬起，之后放下。
- 记录你的结果（看后面表格中的问题）。

与之前无外部支持力施加时的测试结果进行比较

结　　果	否	是
在无支持力施加时，是否感觉有一条腿比另一条腿沉重，在用手或骨盆带施加支持力时，这种感觉轻一些？		
在进行直腿抬高时感觉骨盆晃动减轻？		
是否感觉到疼痛减轻？如果有，记录疼痛减轻的区域（骨盆，腹部或背部）。		
是否注意到肚子中间的鼓起或隆起没那么明显了？		

请在本书附录 A 的表格中记录答案并标注进行这项测试的时间。这样在后期再进行该项测试时，你可以与前次测试结果进行比较，这样可以追踪身体恢复进展。

上面的问题，只要有一项你回答"是"，则说明使用骨盆带对你的产后恢复可能有帮助。如果你根据训练计划的指导在接下来的几个月内进行身体稳定系统的锻炼，你可以使用骨盆带。如果需要进行长时间的站立、走斜坡、爬楼梯，或提举重物这样颇具挑战性的活动，你也可以尝试使用骨盆带。

如何确定我已经通过了直腿抬高测试？

在不用额外的支持力做直腿抬高测试时，不再感觉一条腿比另一条更沉重，不再感觉哪里疼痛，骨盆不再晃动，肚子中间也没有鼓起或隆起了，这时你就是通过了直腿抬高测试。这也说明你的稳定系统可以有序工作了，你可以重新开始一些更具挑战性的活动而不会出现盆底问题了。

注意：在通过了直腿抬高测试后，不要把骨盆带扔掉。在以后当你过于劳累或疲劳时，你要增加锻炼强度剧烈运动时，在家里收拾家务需要负重时，或者你需要爬梯子涂墙漆时，在这样的一些情况下，你可能会发现使用骨盆带给骨盆提供额外的支持力会有所帮助。当我差旅时，整个旅程中甚至包括坐在飞机上时，我还会使用骨盆带来预防后背痛。我的一些顾客觉得在她们运动时，特别是进行那些需要跑动跳跃的运动时，使用骨盆带是有用的。

每周继续重复这个测试，与前次测试结果进行比较，以追踪恢复进展。

跳跃测试 [J]

这个测试的目的是为了明确：你是否可以重新开始那些需要盆底肌重点参与的剧烈运动了，包括跑步和跳跃或提举重物。如果在进行测试的过程中你感觉到疼痛、漏尿或有器官从下面的盆底肌"鼓出来"，则需要停止操作。如果你怀孕了，也不要进行这一测试。如果你刚生完孩子还不到三个月，建议也不要进行此项测试，你至少要等到生完孩子三个月以后再尝试这项测试。如果你还在哺乳期，等到"孕激素"的延迟效应结束后再进行此项测试。

记录你的测试结果。

跳跃测试

- 膀胱充盈的时候，两脚分离，站立。
- 像跳跳绳那样，跳上跳下（7.6～10厘米高）20次。
- 然后深深地咳嗽至少3次。
- 记录你的结果。

你注意到哪些情况？请在本书附录 A 的表格中记录答案并标注进行这项测试的时间。这样，你在后期再进行该项测试时，可以与前次测试结果进行比较以追踪恢复进展。

下面表格中列举的问题，只要有一项你回答"是"，则

J　Diane Edmonds，澳大利亚物理治疗师，她创建了这个测试。我在本书中引用这个测试经过了她的许可。

说明你没有通过跳跃测试。如果你哪里感觉到压迫或疼痛，或有漏尿，则需要更长的时间恢复，直到你能通过此项测试后再开始进行高强度的或来回震动身体的运动。这说明现在你还不能恢复打网球、排球、举重或壶铃、游泳等项目。

在通过这两项测试之前，我如何才能恢复运动或者其他颇具挑战性的活动？

我知道，说“请等一等”，对于一些急切盼望恢复产前那些运动项目的妈妈来说不一定有用。如果你实在等不及，我强烈建议你在锻炼时考虑穿盆底支撑衣，同时使用骨盆带（如果在前面直腿抬高试验中发现它有用）。在市场上可以买到很多支撑性内裤，但是有很多种类我并不推荐。在第八章与第九章我将详细讲述支撑衣与骨盆带。你可以浏览 Baby Bod® 网站和网店 www. BabyBod Book. com，来了解我所推荐的那些支撑衣。

对于“孕激素”，我还有最后一点要说明：有朝一日，我们会有更多关于激素对产后恢复的研究。目前，我们并不能确定究竟是哪一种激素引起结缔组织和韧带的松弛，以及它对女性产后身体的影响到底持续多久。[14,5,6]这些的确需要更多研究。如果我们对以上问题有了明确答案，或许更多国家会开始严肃认真地对待产后恢复，也会就产后这段脆弱的“结缔组织松弛”期出台合理的指导。在这之前，我还是希望你能注意我给出的那些建议。

结　　果	否	是
跳跃测试（等到产后 3 个月以后再进行）		
是否感觉到哪里有疼痛？如果有，记录疼痛不适的区域（骨盆、腹部或背部）。		
是否有内部器官从盆底“鼓出来”的感觉？		
是否有漏尿、漏便或漏气？		
在肚子中间是否有鼓起或隆起？		

★ ★ ★

　　这就是我在前面提到要分享的部分。增加了对这些内容的了解，你是不是感觉很有用？一旦你开始关注这些要素，你便更加清楚产后早期采取正确的措施保护身体的重要性。在第七章你将了解更多信息，我会详细讨论孕期及产后女性的盆底功能障碍问题。这很常见，但常见并不代表是正常的。女性可能因为产后活动太多太早而引起或加重盆底功能障碍。

在生完孩子后的早期应采取正确的措施来保护你的身体。

本 章 参 考 文 献

1　Panjabi MM. The Stabilizing System of the Spine. Part I. Function, Dysfunction, Adaptation, and Enhancement. *Journal of Spinal Disorders & Techniques*. 1992; 5(4):383 – 389. http://appliedspine. redhawk – tech. com/Medical – Professionals – and – Physicians/White – Papers/The_stabilizing_system_of_the_spine_part_1. pdf.

2　Lee D. Pelvic Stability & Your Core. Presented in whole or part at the: American Back Society Meeting – San Francisco 2005, BC Trial Lawyers Meeting – Vancouver 2005, Japanese Society of Posture & Movement Meeting-Tokyo 2006. http://dianelee. ca/articles/2PelvicStability&Yourcore. pdf.

3　Panjabi MM. The stabilizing system of the spine. Part II. Neural zone and instability hypothesis. *J Spinal Discord*. 1992; 5(4): 390 – 397. http://appliedspine. redhawk – tech. com/Medical – Professionals – and – Physicians/White – Papers/The_stabilizing_system_of_the_spine_part_2. pdf.

4　Lee D, Lee LJ. *The Pelvic Girdle, an Integration of Clinical Expertise and Research*, 4th Edition. Churchill Livingstone: Elsevier; 2011.

5　Marnach ML, Ramin KD, Ramsey PS, Song SW, Stensland JJ, An KN. Characterization of the relationship between joint laxity and maternal hormones in pregnancy. *Obstet Gynecol*. 2003 Feb; 101(2):331 – 5. doi: 10. 1016/S0029 – 7844(02)02447 – X.

6　Vφllestad NK, Torjesen PA, Robinson HS. Association between the serum levels of relaxin and responses to the active straight leg raise test in pregnancy. *Man Ther*. 2012 Jun;17(3):225 – 30. doi: 10. 1016/j. math. 2012. 01. 003. Epub 2012 Jan 30. http://www. ncbi. nlm. nih. gov/ pubmed/22284767.

7　Sapsford R. Rehabilitation of pelvic floor muscles utilizing truck stabilization. *Manual Therapy*. 2004; 9:3 – 12.

8　Lee D, Lee LJ. Stress Urinary Incontinence – A Consequence of Failed Load Transfer Through the Pelvis? Presented at: 5th World Interdisciplinary Congress on Low Back and Pelvic Pain;November 2004; Melbourne, Austrailia. http://s3. amazonaws. com/xlsuite _ production/assets/1436205/ StressUrinaryIncontinence. pdf.

9　Braekken IH, Majida M, Ellström EM, Holme IM, Bo K. Pelvic floor function is independently associated with pelvic organ prolapse. *BJOG*. 2009 Dec; 116(13):1706 – 14. doi: 10. 1111/ j. 1471 – 0528. 2009. 02379. x.

10　Hagen S, Stark D. Conservative prevention and management of pelvic organ prolapse in women. *Cochrane Database Syst Rev*. 2011 Dec 7; (12):CD003882. doi: 10. 1002/14651858. CD003882. pub4.

11　Mens JMA, Vleeming A, Snijders CJ, Stam HJ, Ginai AZ. The active straight leg raising test and mobility of the pelvic joints. *European Spine*. 1999; 8(6):468 – 73. doi: 10. 1007/s005860050206.

12　Snijders CJ, Vleeming A, Stoeckart R. Transfer of lumbosacral load to iliac bones and legs.

Part1: Biomechanics of selfbracing of the sacroiliac joints and its significance for treatment and exercise. *Clin Biomech*. 1993; 8(6):285 – 294. doi: 10. 1016/0268 – 0033(93)90002 – Y.

13　Beales DJ, O'Sullivan PB, Briffa NK. Motor Control Patterns During an Active Straight Leg Raise in Chronic Pelvic Girdle Pain Subjects. *SPINE*. 2009; 34 (9): 861 – 870. doi: 10. 1097/BRS. 0b013e318198d212.

14　Kristiansson P, Svardsudd K, von Schoultz B. Reproductive hormones and amino – terminal propeptide of type III procollagen in serum as early markers of pelvic pain during late pregnancy. *Am J Obst Gynecol*. 1999; 180(1 Pt 1):128 – 34. doi: 10. 1016/S0002 – 9378(99)70162 – 6.

第六章　核心锻炼：
让"妈咪肚"恢复平坦的最佳方法

如果产后你想让肚子恢复平坦，不能只做仰卧起坐和其他一些锁定腹肌的表面动作。生过孩子后，你必须先恢复核心肌肉。

很多妈妈并不知道这一点，所以不论她们怎样努力锻炼，都没法让肚子变得平坦。很多妈妈好心想要锻炼，结果做的项目不对而使情况更糟。或者是在不运动的时候，她们的一些日常操作损害了产后恢复进程，她们完全没有意识到自己的呼吸或抱孩子的方式错误以至于"妈咪肚"更为明显。

很多妈妈好心想要锻炼，结果做的项目不对而使情况更糟。

在本章，我会解释内部核心肌肉在生孩子之前和生完孩子之后是如何工作的，以及它是如何与外部肌肉相互作用的。接下来，我们将学习如何让核心肌肉有效工作，即恢复核心肌肉的最有效方法，这是让你的腹部恢复并始终保持平坦所需要做的。

简介

在前面解剖结构一章中，我讲到核心肌肉位于身体最深处，它们形成"内部肌肉系统"。在那一章，我介绍了四种核心肌肉的每一种，也讲过它们以肌肉群的形式发挥功能。在此基础上，我们来进一步加强认识。让我们来了解在日常活动中它们是如何与外部腹肌协同作用、让腹部恢复平坦并稳定躯干的。

　　身体前面的核心肌肉与身体背部的核心肌肉环绕着内脏器官与脊柱。前面的核心肌肉由腹横肌组成，背部的核心肌肉由多裂肌构成。在上面有膈肌而在下面是盆底肌：这些肌肉形成了核心肌肉群的上部与底部（可查看第四章，了解关于这些肌肉的更多信息）。通过下面的示意图，你可以看到这些肌肉是如何"环绕"内脏器官并形成身体"核心"的。核心肌肉形成一个"封闭的系统"，围绕着腹腔内所有的器官。

核心肌肉（群）

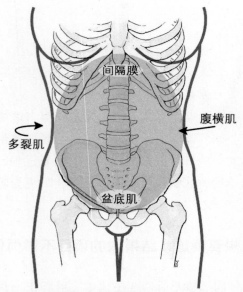

间隔膜

腹横肌

多裂肌

盆底肌

核心肌肉包绕着内脏器官并"坐"在骨盆上面

　　或许将核心肌肉群想象成一个里面装有身体内脏器官的"气球"[A]最容易理解。这个气球深深地"坐"在你的骨盆上面，并且正好位于胸腔下面。所以，如果有压力作用在气球上，你可以看到气球形状改变。比如：如果你在"核心气球"的顶部向下按压，所有的内脏器官会被压向盆底。参考上面的示意图，可以让你更为清楚地理解什么是核心肌肉群。

A　"核心气球"之说是物理治疗师 Julie Wiebe 的独特创意。

"外部"肌肉与"内部"肌肉的重要区别

现在你已经熟悉了核心肌肉，我们退回一点来比较一下两层肌肉，身体的内部和外部肌肉系统。事实上，这两类肌肉（外部肌肉与内部肌肉）你都需要用到以帮助形体恢复。

这两类肌肉的作用有所不同。外部肌肉的作用更多是"运动者"，而内部肌肉的作用是"支持或保持者"。你需要理解这一差别从而完全理解训练计划中的每一个步骤。

谈到外部肌肉——"运动者"，在举哑铃运动后，你能更容易地理解外部肌肉的定义。我喜欢跟我的顾客讲："把外部肌肉看做大力水手吃完菠菜后展现出来的那些肌肉。"你也可以把这些肌肉想象成"举重"肌肉，因为这些肌肉是你在举重训练中增强的肌肉。

这些肌肉位于身体的最外层，负责让你在捡起远处的包裹时移动胳臂，或者让你在走过街区时移动腿部。构成六块肌（腹直肌）的那些肌肉是外部肌肉，因为它们负责躯干的弯曲。

而内部肌肉，或称"保持者"，与外部肌肉不同。这些肌肉在你移动时让脊柱与躯干保持协同，保持内脏器官在固定的位置上，并且在让腹部恢复平坦上发挥重要作用。它们形成一件"紧身的支持性外套——紧身褡"，并且是我们上一章讲过的身体稳定性系统的重要组成部分。

另外一个主要区别是：采用传统的、主流的一些训练，或"举重"类型的力量锻炼，无法强化内部核心肌肉。当它们不参与到训练中时，你需要做有针对性的训练来激活或唤醒内部核心肌肉。[1,2,3]另外一点比较重要的是，很多健身爱好者并不知道她们可以通过在运动中调整身体排列姿态[4]，以及调整呼吸方式[1]影响核心肌肉作用的发挥。这意味着你在健身时应该运用正确的身体姿态以及正确的呼吸技巧，在后面的章节中我会讲解。

肌肉间的"平衡"很重要：组队协作的方式 [1,5,6,7]

在你来回运动时，核心肌肉与外部肌肉"组队"协作支持你的身体。外部肌肉与内部肌肉之间存在最为理想的关系。简而言之，它们以一种平衡的、协作的方式共同工作来帮助你完成运动中你想进行的任何操作。

核心肌肉准确地"将你的身体各部分保持在一起",因此你可以稳定地运动。

举例来说,当你从婴儿床上抱起孩子时,你的内部核心肌肉发挥的作用是将脊柱与骨盆紧密地连接在一起,而外部肌肉发挥的作用是将孩子抱起。当你将孩子从婴儿床抱起时,如果你的核心肌肉作用良好,你的胳臂可以更为有效地活动,因为它们有一个稳定的基座以便你来回活动。

如果内部肌肉与外部肌肉不能平衡地工作,也不能相互间有效协作,你将不会有这样的稳定基座来支持你,你将失去核心肌肉的稳定性支持。有时候,外部肌肉可能会过度作用,并且取代内部核心肌肉的工作,引起身体稳定性缺失。这是一个问题。试想你的身体中间部分是由"果冻"构造而成的,当你使劲够一个高架子上的物品时,会发生怎样的情形?身体不稳定,是不是?

怎样的情况下外部肌肉可能发生过度作用呢?进行了错误的锻炼,甚至是你每日一天到晚活动的方式。这些都可能影响身体的平衡,阻碍内部肌肉与外部肌肉的平衡与协同工作。

我想你现在可能会抓头而且疑惑:"我可以进行哪些锻炼来帮助恢复腹部的平坦?"不要担心:我所推荐的训练相对轻松!我的训练计划经过了缜密的设计,可以防止肌肉的不平衡,教你在日常活动中如何有效地运动。这些锻炼项目将向你展示生完孩子后强化核心肌肉的正确方法。

核心肌肉应该怎样工作[1,2,3,8,9,10,11]

当核心肌肉发挥最佳功能时,它们会自动地收缩,为你的运动或活动做准备。核心肌肉准确地"将你的身体各部分保持在一起",因此你可以稳定地来回移动。紧接着核心肌肉的收缩动作能够促使外部肌肉迅速地执行动作。

举一个例子,你要抱起一个很重的包裹。如果你身体的部件都各自发挥作用,则你自然而然地呼气,你的核心肌肉收到信号进行收缩来支持你的身体。你的盆底肌向上托举,你的内腹肌收紧腹部,你的深层背部肌肉收紧并支持脊柱,这形成了一个结实的"气球形状的紧身褡"从内部支撑你的躯干。这些动作在极短的时间——毫微秒内完成!之后你腿部的外部肌肉弯曲,让你更靠近地板上放置的包裹。接着,你身体上半部分肌肉将你的胳臂朝向包裹,并且在你抱起包裹的过程中保持缩紧。最后的结果：你有力并优雅地抱起重物，而不会伤到自己。

呼吸是如何影响核心肌肉和腹内压的[1,10]

内外部两层肌肉共同作用来稳定躯干和让腹部平坦的效果，取决于你腹腔内受到的压力大小（被熟知为"腹内压"）。这一压力系统受到你的呼吸和两层肌肉协作效果的影响。如果你想要稳定的核心肌肉与平坦的腹部，这一内部压力系统需要与核心肌肉以及外层腹肌平衡地工作。要做到这一点，你需要学习如何正确地呼吸来保持合适的压力，我将在下面解释。

当你屏住呼吸的时候，会对核心肌肉有什么影响？

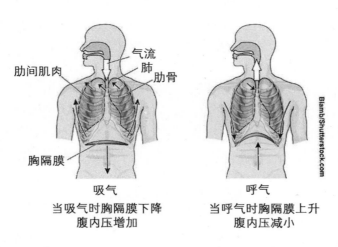

肋间肌肉　气流　肺　肋骨

胸隔膜

吸气
当吸气时胸隔膜下降
腹内压增加

呼气
当呼气时胸隔膜上升
腹内压减小

Blamb/Shutterstock.com

在身体解剖结构那一章，我曾描述膈肌是一个大的穹顶形状的肌肉，它将你的胃部等其内脏器官同肺部分开来（请查看第四章的示意图）。通常在吸气时，你的胸腔扩展，膈肌的穹顶变平，以便在胸腔内"腾"出更大的空间，这样肺部充分地吸入氧气。在膈肌变扁平的同时，它往下压迫腹腔器官并且产生腹腔内向下的压力，这样造成腹内压的增加。腹内压是从多个方向共同作用往下的力，它向下压迫盆底而且向外顶小腹。

为了稳定你的身体并且让你在吸气时保持腹部的平坦，小腹与盆底肌需要更努力地工作来抵消内腹压增加产生的额外的力，否则，你的这一系统将会失调。如果相关肌肉共同协作，因为吸气造成的腹内压一般情况下不会引起什么问题的发生。但是，如果腹内压非常大或持续很长时间，那这些力的作用会压迫相关肌肉并引起肌肉疲劳，这会引起小腹发生鼓起或隆起（也就是"妈咪肚"）和盆底器官脱垂。这也可能进而引起腰背和骨盆底痛以及漏尿等现象的发生。

---| **腹内压** |---

当腹内压增加时，下腹部与盆底区域的结缔组织和肌肉会受到压力。

当你呼气时，膈肌向上撑起并离开腹腔内脏器官，肺部缩小。随着你继续呼气，腹内压降低，盆底器官向上提升，腹肌向里移动来支持脏器。在呼气时大脑实际上发出信号让核心肌肉缩紧。因为腹内压的减小，为保持平坦的腹部，此时核心肌肉与腹部肌肉不需要特别努力地工作。大体上，当你呼气时，你的身体表现得更为稳定，因为这时核心肌肉的工作更为轻松，而且大脑"鼓励"核心肌肉缩紧并支持身体。

当你的身体运作处于最佳状态时，那将是正常的呼吸循环，无论是吸气还是呼气，你可以维持身体的平衡性，维持平坦的腹部。你的身体通过呼吸来帮助调节腹内压，这对你稳定躯干的能力有直接影响。如果你失去对整个体系的协调能力，你会在不恰当的时机吸气或屏气很长时间。接下来我会讲到。

呼吸对核心肌肉的影响

吸气	呼气
增加腹内压	减小腹内压
使核心肌肉更难运作	促进核心肌肉的运作
额外的压力作用在腹部和盆底肌	促进腹部肌肉让腹部变得平坦
需要肌肉群协同作用来维持稳定性和腹部的平坦	增加稳定性和腹部的平坦

怎样感知腹内压？

为了帮你感知腹内压在身体上的作用，以便增加记忆，我希望你按照下面的指导操作并在本书附录 A 的表格里记录你的结果：把一只手放置在腹部，深深地吸一口气，然后保持屏气。你是否感觉你的腹肌被拉伸，而且腹部往外鼓？这表明腹内压增加了。好，现在，呼气。

现在，这样来操作：将一只手放置在腹部，然后轻轻地呼气，好像你是在向太阳眼镜上呼气，准备清洁镜片。确保你肺部的空气全部被排出。当完成呼气时，你是否感觉到好像腹部肌肉起到了更多的作用并且将腹部往里拉入了一些？当你呼气时，腹部肌肉的最深层与所有其他核心肌肉应该是自然地缩紧并形成一个内部支撑性"紧身褡"，让腹部更为平坦。

你在这里了解到的是，吸气时腹内压增加。这意味着你的盆底肌与小腹肌肉需要更努力的工作来抵消增加的腹内压，以保持身体的稳定性，保持腹部的平坦和不鼓起。如果这些肌肉不能抵消腹内压的增加，结果就是腹部鼓起或者隆起，失去通常由核心肌肉与外腹肌提供的中心支持系统。当你呼气时，作用则反之：腹内压减小，有利于核心肌肉运作，稳定躯干，平坦腹部。这就是为什么我让你在做训练动作时呼气或者大声数数的原因。

猜，如果你屏气会发生什么？

如果你吸气而且屏气，盆底肌与腹部肌肉则需要超时工作来抵消增加的腹内压。如果你养成了在使力气时长时间屏气的习惯，这会最终导致肌肉紧张和疲劳，继而引起核心肌肉的弱化、疼痛或失禁的发生。

改掉屏气的习惯！

生完孩子以后，你的核心肌肉与外腹肌都被显著拉伸而且变得薄弱。这引起身体稳定系统的失效，你失去了孕前正常的支持身体的"紧身褡"。为了补偿这一支持作用的缺失，你可能会自然地通过屏气来努力稳定或者"撑住"腹部，让自己更结实。日复一日这样的操作会引起问题，你可能发生疼痛，或者在将孩子从地上抱起时有漏尿现象发生。

小贴士 在负重时，不要屏气；反之，你应该在用力的时候呼气。

我给我顾客的建议是尽量改掉"屏气的习惯"。换句话说，你应该记住在任何要用力的时候呼气，即使你只是做从凳子上站起这样简单的动作。这有利于减小内腹压，而不是加剧"妈咪肚"。你不需要拼命呼气，只是配合动作需求恰如其分地呼气。比方说，当你从婴儿床上抱起孩子时，你要尝试缓慢地呼气，好像你是在向太阳眼镜上呼气，准备清洁镜片。当你准备将一个很重的水壶从炉子上拿下来时，尝试轻轻呼气。如果你要拎起一个重重的行李箱，尝试呼气以避免将负荷施加在腹部和盆底肌上。在你的日常生活和锻炼中尽量注意呼吸方式。现在，你可能觉察到一天当中你有经常屏气的趋势。每当你在用力时要屏气，停下来并尝试呼气。随着你对训练计划学习的进展，我将教你如何调整这样的习惯。

★ ★ ★

你在做下列这些动作时，是否屏气?

尝试做下表中列出的动作，将结果记录在表格中。

如果你的答案是"是"，你应该尽量呼气而不是屏气。记住，呼气的程度是配合你用力进行的动作的幅度来的，你不需要拼命呼气，只是配合动作需求恰如其分地呼气。

	你在做下列这些动作时，是否屏气?	否	是
	将孩子从低处抱起时或抱着孩子时		
	抱起沉重的箱子或婴儿推车时		
	伸手够超市货架高处的物品时		
	推动一个重重的吸尘器或很重的门时		
	拉动一个重物时		
	将一大锅意大利面从炉子上端起时		
	运动中如打网球击球时		

进行锻炼时的呼吸技巧

在你锻炼时，保持正确的呼吸非常重要。在进行动作练习时，请严格按照我给出的呼吸指导进行呼吸，这非常重要。注意我在锻炼指导中，让你何时呼气或大声数数。大声数数可以让你的气道敞开，避免对腹部增加额外的压力。大声数数有利于避免屏气。如果你在做锻炼时经常屏气，坏处大于好处。

身体的排列是如何影响核心肌肉的[1,2,8,9]

你已经知道，不同的呼吸方式对核心肌肉的运作有显著的影响。在日常活动与锻炼时，身体排列姿势（体态）一样非常重要。让我们称它为"身体排列"而不是姿势。核心肌肉在你保持良好的身体排列时发挥最佳功能，如果你想要"妈咪肚"变得平坦，记住这一点非常重要。

正确的身体排列可以改善核心肌肉的功能。如果身体各部分相互定位不正确，会影响核心肌肉运作的效能。很少有女性意识到这一点，但无论如何这是事实：如果你的身体排列不良，便可能引起肚子鼓起。它还可能引起或者加剧腰背痛、盆底痛和失禁。

看下面的示意图，将胸腔排列在骨盆上方，通过纠正身体的排列可以让你看上去好很多，我将在后面的章节教你如何纠正身体排列。示意图右边这位女士纠正了身体排列，她的形象看上去更为纤细，因为她的核心肌肉能够更为有效地运作，并让小腹平坦。

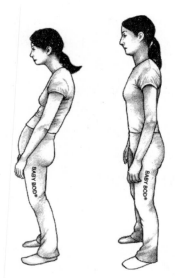

纠正身体排列可以优化核心肌肉的运作，也会让腹部看上去更加平坦。

★ ★ ★

好，这是基于核心肌肉的快速解剖学课程。当核心肌肉最佳运作时，它们可以使得腹部平坦，可以创造你所需的身体稳定性，让你在活动时顺畅安全。正如我前面解释的，有两个显著影响核心肌肉运作有效性的因素：身体的排列和呼吸技巧。

现在我们来看看怀孕和生子是如何影响核心肌肉的。一旦你理解了这一点，你就知道为什么仅凭锻炼腹肌无法让腹部平坦。

为什么生完孩子后需要重新训练你的核心肌肉？

怀孕会让某些肌肉拉伸，而且拉伸很多，这已经不是秘密了。为了提供给胎儿更多的容纳空间，一旦这些肌肉被拉伸到一定程度，大脑与肌肉间的联系便被破坏，受影响的肌肉被"钝化"。想想你关掉电灯开关会发生些什么。当肌肉钝化后，与此类似。一旦这种情形发生，这些肌肉"忘记"如何有效地与外层肌肉协调工作，所以不能正常地稳固身体。

这是真正的触发器（原因）：刚生完孩子后，那些肌肉通常不能靠自己"回复到原来壮态"。需要你通过做一些针对性的训练来激活和恢复核心肌肉，比如我将在预备阶段部分教你的训练项目。主流的一些锻炼（我们本以为它们可以锻炼腹部，对缩小腹部有效）实际上并无此效果。研究显示产后需要做特定的针对性训练，以正确的形式以及在正确的时间段来完全恢复核心肌肉，使其与腹部外层肌肉协同有效地运作。这些"训练"项目可以修复大脑与核心肌肉之间的通信，从而使肌肉按照应该的次序得到激活。

不经历这样的训练过程，你很难取得想要达到的塑身效果。事实上，如果在重新训练和激活核心肌肉前你便进行强化核心肌肉的锻炼，会致使原本受损的功能问题加剧，阻碍你腹部变平坦的进程。这最终可导致腰背与骨盆疼痛和失禁的发生。

两个阶段的训练

这也是为什么本书采用两个阶段的方案。在预备阶段，你将先对核心肌肉进行训练，学习如何"开关"这些核心肌肉，提醒它们与外层腹肌协调运作。一旦你学会了如何"激活"核心肌肉，你可以继续第二阶段训练，第二阶段重点是强化。大多数妈妈需要按照我在训练计划中介绍的次序进行核心锻炼。

年长或更有经验的妈妈，这也是你们在进入高阶锻炼前需要先进行一周预备阶段训练的原因，而且在进入高阶强化锻炼后每周也应进行几次预备阶段的项目练习。是的，这是需要的。这将有助于因为生育还没有完全恢复的那些核心肌肉恢复最佳运作。

我就是一个最好的例子。我曾在产后发生尿失禁。尿失禁拖延的时间原本不应该那么长，但是因为我当时不知道处理方案，所以才会出现那种情形。我尝试了一些传统的盆底康复治疗方法，包括使用生物反馈治疗仪来帮助训练盆底肌。我尝试了几个月，但没有疗效。我当时非常勤奋地进行凯格尔锻炼，每天做三次，但是在咳嗽、打喷嚏、大笑和跳跃时还是漏尿。后来，我创建了这套训练计划并进行练习，漏尿问题再也没有发生过。

在进行强化训练之前，你必须先重新训练和激活你的核心肌肉。

核心恢复的四个关键：

如果想要去掉"妈咪肚"，你需要注意下面列举的一些事项来重新训练和强化核心肌肉。

1. 你无法通过传统的"主流的锻炼"来达到强化核心肌肉的目的。在产后，核心肌肉需要两个阶段的训练来使其恢复原来的状态。在进行强化锻炼之前，你必须重新训练（或者说激活）你的核心肌肉。请按照训练计划中的次序进行锻炼。

2. 你必须正确地呼吸。我在本章的前面已经提到过，呼吸会帮你控制腹压。你在进行训练计划时，请严格按照我教授的方法进行呼吸。注意那些我让你呼气或大声数数的时刻。

3. 你必须实践正确的身体姿态——我的意思是，在进行锻炼和进行每天日常活动时保证身体处于最佳排列姿势。当你的骨骼与肌肉处于正确的排列时，你的肌肉，包括那些支持腹部的肌肉，会最为有效地运作。为了达到身体的最佳排列，我会在第七章教授 6 步骤系列的身体排列检查。在我讲述具体的锻炼项目时也会就身体排列的注意事项提醒你。

4. 不要做那些对于你目前的状况来说非常有挑战的运动项目，无论你多想做。如果你想要平坦的小腹，请按照本训练计划中的操作次序执行。

小　结

在训练计划中，你将学习由内而外的增强身体的锻炼项目。这其中包括两个阶段的训练计划。首先，你将学习运用正确的形式、在恰当的时间段，以及运用正确的呼吸技巧来激活或重新训练核心肌肉。之后，你将进入身体恢复的第二阶段来进行强化锻炼。

让我们继续。在下一章，我们会了解一些通常与怀孕和分娩有关的身体状况，了解你可以做些什么，并通过专业的护理来预防、减轻或者缓解问题。

让我们继续学习。

本 章 参 考 文 献

1　Hodges PW, Sapsford R, Pengel LH. Postural and Respiratory Functions of the Pelvic Floor Muscles. *Neurology and Urodyamics*. 2007; 26(3):362 – 371. doi: 10. 1002/nau. 20232.

2　Sapsford R. Rehabilitation of pelvic floor muscles utilizing trunk stabilization. *Manual Therapy*. 2004 Feb; 9(1):3 – 12.

3　Hodges PW, Richardson CA. Potential risk of low back injury with limb movement at varying speeds with special reference to muscular stabilisation of the spine. *Scand J Med Sa Sports*. 1995; 5 (4):262.

4　Carriere B. Interdependence of posture and the pelvic floor. *The pelvic floor*. New York: Georg Thieme Verlag; 2006; 68 – 8.

5　Hodges PW, Richardson CA. Inefficient muscular stabilization of the lumbar spine associated with low back pain. A motor control evaluation of transversus abdominis. *Spine*. 1996; 21(22): 2640 – 50. http://www. udel. edu/PT/manal/spinecourse/Exercise/hodgesinefficientstab. pdf.

6　Hodges PW. Core stability exercise in chronic low back pain. *Orthop Clin North Am*. 2003;34(2): 245 – 54. http://nucre. com/Artigos%20 – %20Coluna/Core_stability_exercise. pdf.

7　Hodges P W, Cholewicki J. Functional control of the spine. In: Vleeming A, Mooney V, Stockhart R, eds. *Movement, Stability & Lumbopelvic Pain: Integration of Research and Therapy*. 2nd ed. Edinburgh,UK: Churchill Livingstone; 2007: 489 – 512.

8　Lee D, Lee LJ. Stress Urinary Incontinence – A Consequence of Failed Load Transfer Through the Pelvis? Presented at: 5th World Interdisciplinary Congress on Low Back and Pelvic Pain;November 2004; Melbourne, Austrailia. http://s3. amazonaws. com/xlsuite_production/assets/1436205/ StressUrinaryIncontinence. pdf.

9　Sahrmann SA. *Diagnosis and Treatment of Movement Impairment Syndromes*. Arbor, Michigan: Mosby; 2001.

10　Lee LJ, McLaughlin L. Stability, continence and breathing: the role of fascia following pregnancy and delivery. *J Bodyw Mov Ther*. 2008 Oct; 12(4):333 – 48. doi: 10. 1016/j. jbmt. 2008. 05. 003.

11　Lee D. Core Training vs. Strengthening – What is the Difference and Why Does it Matter? Diane Lee & Associates Physiotherapy. http://dianelee. ca/article – core – training – versusstrengthening. php.

第七章　关于生育，妈妈从来没有告诉过你的那些事

　　孕育新生命的过程不是没有风险的，可能会引起不是令人很愉快的变化，最终导致被诊断出身体上的某些或某种障碍。在本章，我将帮你评估你所经历的这些身体变化是否正常，是否能够自行恢复，或者它们是否需要很多的自我照护或者专业的护理。

　　所以，让我们在你的这个阶段适时地介入。我们将了解一些问题，或许你会对此有比较大的反应，感觉不舒服，比如肌肉分离、漏尿、骨盆疼痛，以及器官从妇科部位膨出（相应的医学说法是腹直肌分离、失禁、骨盆疼痛和盆底器官脱垂）。我们在此进行介绍，你可以获得一些在产后恢复过程中需要的信息。

你是否想知道为什么那么多妈妈在产后几个月甚至几年以后看起来还像是在怀孕中？

准备好了吗？让我们来做进一步了解吧！

腹直肌分离

腹直肌……什么？

你是否想知道为什么那么多妈妈在产后几个月甚至几年以后，看起来还像

是在怀孕中？很有可能就是这些妈妈们存在腹直肌分离，这是我在第四章中讲述的一种身体状况。通常，腹白线是拉紧的。它的作用是使两边的腹直肌固定在原有的位置上，使肚脐两边的腹直肌相互平行。

但是，出现腹直肌分离后，腹直肌即所谓的腹部表层"六块肌"——分离开来。腹直肌分离不是有真正的断开或者撕裂，而是中间连接左右两边腹直肌的结缔组织松弛并展开。这两边的腹肌并不是直接连接在一起的，它们由中间的一条被称为腹白线的结缔组织相连，被它并拢在一起。

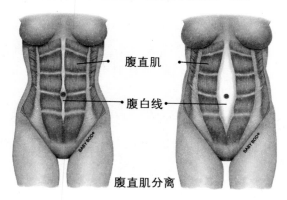

腹直肌

腹白线

腹直肌分离

孕期产生的激素会使这一结缔组织（腹白线）变得松弛和不再那么结实，这样更有利于腹部扩张来容纳因为胎儿生长而不断增大的子宫（请再一次看看上面的示意图）。

随着胎儿的生长，结缔组织的扩展是一种正常的现象，它通常会自动消退。大部分女性在产后 6 周内，结缔组织会收紧并"关闭"两边腹直肌的空隙。不过，研究显示，在发生腹直肌分离的女性中，大约有 1/3 的人不会自动"关闭"这一空隙[1]，从而造成令人畏惧的"妈咪肚"。

腹白线被过度拉伸后很难继续将两边的肌肉固定回原来的位置，导致这些肌肉不能沿直线缩紧，相反，它们在腹部肚脐处形成"弓"形，进而造成腹部中间出现穹顶形状的鼓起。是的，这就是"妈咪肚"。

腹直肌分离在新妈妈中比较常见。如果你有这种情况，越早发现越好。研究发现存在腹直肌分离的女性更容易发生腰背痛、失禁以及盆底器官脱垂，你肯定希望避免这些状况的发生。[2,3,4,5,6]当然有方法帮你加快修复，或至少避免情况变得更糟。但是，如果你忽略这一问题，你可能会毫无意识地加剧上述问题。

如果你存在腹直肌分离的状况，那么越早发现越好。

即使你现在没有发生腹直肌分离，你也需要知道这种状况并加以注意。研究发现，腹直肌分离也可能在生完孩子多年以后发展起来。[3]

自我检查：检查腹直肌分离空隙大小

如果你认为自己可能存在腹直肌分离，做个自我检查非常简单。大体上，你需要用手指来确定腹直肌分离空隙的大小。如果你的腹直肌分离超过两指，则被认为有问题。[2]在做完下面介绍的腹直肌分离检查后，请接着做直腿抬高测试。

腹直肌分离检查

最早你可以在阴道分娩48小时后进行这项检查。记得在本书附录 A 的工作表格中记录结果。在做过第一次检查后，实施本书中的训练计划以后，可每周再做一次检查。

不过，如果你是剖宫产，有较严重的阴道裂伤或盆底肌裂伤（III 度或 IV 度）[A]，或经历过会阴侧切，则需在产后 6 周妇检合格后再进行这项腹直肌分离的自我检查。产后 6 周的妇检达标，医生告知你可以恢复常规活动后，你可以尝试每周进行一次腹直肌分离的检查。

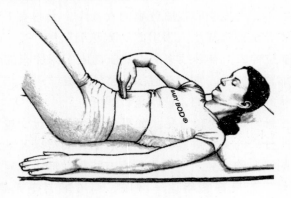

A　你可以在第八章：阴道分娩后的自我照护，了解更多关于盆底肌撕裂及其程度的介绍。

以下是具体做法：

- 躺在一个结实、平坦的垫面上。用枕头支撑住头部，屈膝，脚底板着地平放在垫面上。
- 放松你的腹部肌肉。
- 将一只手放在肚子上。首先，手掌立起来，五指并拢，手指头立在肚子上，你能看到掌心或者手掌的一侧。保持手指并拢，将它们立在肚脐以上5厘米的位置处。如果你不是很清楚如何放置，请参考以上示意图。
- 轻轻地将手指往腹部压下去并保持，同时从平躺的姿势将头颈抬起。如果你在尝试此动作时感觉身体疼痛，则需调整一下动作幅度，施加小一点的力。
- 肩膀仍然保持在地面或垫面上，不要将胸部抬起形成仰卧起坐。
- 你是否感觉手指压住的肌肉处有柔软的间隙？如果有，间隙的大小是多少？估量下这个柔软处可容纳的手指数，是一指宽、两指宽、三指宽还是更严重？
- 尝试在两个位置测量腹直肌分离大小。

1. 在肚脐上面约5厘米处
2. 在肚脐下面约2.5厘米处

完成这个检查后，你发现了什么？请在工作表格中记录下日期，记下腹直肌分离的大小有几指。如果你有腹直肌分离问题，在以后几周时间内重复这个测试，这将有助于跟踪你的改善进程。

腹直肌分离问题	你的回答
你是否感觉肌肉间有柔软的间隙？	
腹直肌分离大小有多少？是一指宽、两指宽、三指宽？	
在肚脐上面约5厘米处感觉腹直肌分离的大小，记录有几指宽。	
在肚脐下面约2.5厘米处感觉腹直肌分离的大小，记录有几指宽。	

直腿抬高测试

在做完腹直肌分离检查之后，可以紧接着做第五章讲述过的直腿抬高测试（记得直腿抬高测试第一部分和第二部分都要做）。如果你可以通过直腿抬高试验，腹部没有出现隆起或骨盆没有晃动，在抬起腿时两条腿分别感觉到的重量一样，这说明你稳定性不错。说明即使你有腹直肌分离，腹直肌空隙间的柔软组织足够结实，可以支持相关肌肉保持在原有位置上，支持核心肌肉的最佳运作。因此，你身体的稳定系统处于良好的运转状态。即使存在腹直肌分离，一些女性也可以通过进行正确的锻炼，以恢复核心强度和身体的稳定性。如果你不能通过这项直腿抬高测试，可以考虑使用骨盆/BI 带提供额外的支持（参考第八章或第九章）和继续进行锻炼项目，并且每周进行身体稳定性测试。

存在腹直肌分离，应该怎样照护？

首先，要在结缔组织还处于"孕激素"影响状态下时，通过保护腹部来避免腹直肌分离加剧。"孕激素"的持续影响会使得结缔组织比正常情况松弛。（我在第五章讲述过，"孕激素"这一影响的延迟时间会持续到产后三个月，如果你哺乳的话，它的影响可持续到停止哺乳后三个月）。在此阶段，你需要避免一些活动来保护腹部。

存在腹直肌分离，需要避免的事情：

1. 避免剧烈运动或在腹部施加压力的运动。信不信，仅仅是从座位上站起、抬婴儿推车，或抱起孩子时屏气就会增加肚子的腹内压。这种腹压会将腹白线往外推，致使腹部持续往外鼓。长时间参与那些会增加腹压的活动，或参与那些让你屏住呼吸的、非常有挑战的活动都会增加腹白线的负荷，使得腹直肌分离加重。如果你不得不参与这些使力气的活动，记得确保你在用力时运用轻轻长呼气的技巧。

2. 避免持续性"弯身"的动作，比如像仰卧起坐那样直接从床上或地板上直身坐起。相反，应该学习将身体翻滚到一侧侧身起床的技巧，我将在本书接下来两章关于自我照护的内容中介绍这些技巧（第八章的内容是针对阴道分娩的妈妈，第九章是针对经历剖宫产的妈妈。请翻看与你相关的那一章）。

3. 如果你做锻炼，在腹直肌分离的空隙关闭或在核心力量恢复之前，你也要注意避免仰卧起坐以及需要较大核心力量的运动。你每次做仰卧起坐都会增加腹内压，增加腹直肌继续分离的风险[B]。一些运动需要很强的稳定性与核心

B 在第十章了解更多关于做仰卧起坐运动的负面作用。

力量，如打网球或高尔夫球，如果你在产后过早地恢复这些运动（在你恢复核心力量之前），可能使得结缔组织承受过重的负荷，导致腹直肌分离加剧。第五章中讲述的直腿抬高测试与跳跃测试都可以帮你确定是否可以安全地回归这些运动。

4．避免硬的或很紧的弹性腹带。如果你使用硬的或很紧的弹性腹带且时间较长，那最终会导致腹肌更加薄弱。虽然现在绑腹带很流行，腹带实际上并不能帮你去除"妈咪肚"，而且长远来看会使问题变严重[c]。腹带在很少的情况下是医疗所需的，比如剖宫产后的 1 周或 2 周内。这种情况下，要听医生或物理治疗师的建议才使用（但最好不要绑腹带太久）。

5．避免便秘。当一个人便秘时，她常常会憋气并且用力排便。这种用力会使得腹压增大，进一步增加腹白线的负荷并将其拉伸，使得两侧的腹直肌分离距离更大。这种用力也会增加盆底肌和盆底区域结缔组织的负荷，造成这些区域的进一步弱化（请参考下面介绍的如何避免便秘小贴士）。

对腹直肌分离照护的一些建议：

1．产后几个月内穿医疗级的高腰收紧短裤。不可以使用塑身紧缩衣替代这种高腰短裤。如果你不想穿紧缩支撑衣，你可以试一试裹腹带（在第八章与第九章，你可以了解更多有关紧缩支撑衣的信息）。

2．试一试用骨盆带来增加一点支持力量（如果你没有做过第五章介绍的直腿抬高测试，那么现在来做，可以帮你确定骨盆带对你是否有效）。

3．运用良好的身体力学机制来预防腹压的增加，腹压的增加会引起腹直肌的进一步分离（查看第十七章"在每天的活动中保持正确操作"，可以了解许多非常好的小贴士）。

4．尝试接下来两章中将要介绍的简单的腹直肌分离按摩技巧（第八章是针对阴道分娩后的妈妈的，第九章是针对剖宫产后的妈妈，你可以查阅与你有关的章节）。

5．为避免腹压的增加，在任何需要用力气的时候呼气。要注意让你的呼气幅度与你的活动强度相匹配。当你需要从地板上捡起一个小东西时，你只需轻轻地呼气。当你需要将一个沉重的粮食袋子拎起来时，你的呼气则需深一些。在提、推和拉任何重物时，注意不要屏气。

6．通过科学的膳食搭配增加大量的膳食纤维来预防便秘。多喝水，同

C 在第八章或第九章了解更多关于束腹带的信息。

时尝试接下来关于自我照护的两章中介绍的便秘自我按摩方法（请阅读与你的情况相关的一章）。此外，你应该养成本章后面将要介绍的好的如厕习惯。

7. 继续每周进行腹直肌分离的检查与直腿抬高测试，来跟踪自己的改善进程，或了解自己是不是没有改善。

8. 按照本书中介绍的训练计划进行锻炼。

产后究竟需要多长时间持续进行腹部的保护，取决于你是否在进行母乳喂养。影响腹直肌分离空隙闭合的主要因素之一是"孕激素"的延迟效应，我在第五章中有过详尽讲述。以下是我的一些建议：

- 如果你使用奶瓶人工喂养孩子，我建议你在产后前三个月内持续注意对腹部的保护。

- 然而，如果你是母乳喂养，请在整个哺乳期以及断奶后的前几个月始终注意对腹部的保护。

产后多久还要继续检查腹直肌分离？幸运的是，随着时间的延长，很多存在腹直肌分离的女性可以完全恢复。经常进行腹直肌分离自我检查（检查你的改善进程或者是不是没有改善）是很好的预防保健措施。在身体还在经受"孕激素"延迟效应影响的整个时期，继续进行腹直肌分离检查和直腿抬高测试是很好的方法（实施人工喂养的妈妈在产后前三个月，实施母乳喂养的妈妈在断奶后的前三个月）。如果你存在腹直肌分离，每周进行一次这样的常规检查，可以让你脑海里始终记得这事，提醒自己避免那些会增加腹压而且会加重腹直肌分离的活动。

我何时需要寻求专业帮助？如果你存在腹直肌分离，那么最好告知你的医生或助产士。你可以尝试通过训练计划进行改善，看看自己是否做了正确的锻炼。给身体充足的恢复时间，这将有助于关闭腹直肌分离的空隙。

如果你觉得需要特别的帮助，特别是如果你的腹直肌分离大于三指的话，或者你感觉分离加剧了，我建议你考虑进行合适的徒手物理治疗措施。同时，你需要进行有针对性的锻炼以及关于如何在日常活动中避免腹压的培训，这样有利于更为快速的、有效的康复。[2]如果去做物理治疗，你可以带上这本书，与物理治疗师一起讨论训练计划。物理治疗师可以帮忙检查你是否运用了正确的呼吸形式和呼吸技巧，并检验你进行的锻炼操作是否正确。

大多数医生和助产士并没有意识到物理治疗可以帮助预防腹直肌分离的进

一步发展，以及促进腹直肌两边肌肉空隙的关闭。所以，你最好不要等着医生主动向你推荐物理治疗师，你需要主动表达对物理治疗的需求。

需要手术处理腹直肌分离的情况是极少的。即使用到手术，物理治疗和锻炼对于术后的康复也非常重要。

所以不要忽视物理治疗措施。我在前面讲到过，存在腹直肌分离的女性发生腰背痛、失禁以及盆底器官脱垂的可能性更高。你肯定希望避免这些不好的情况或尽早阻止它们的发展。[2,3,4,5,6]

我们现在来谈一下有关失禁的问题[7,8,9,10]

你知不知道发生漏尿是不正常的，即使漏尿不超过几滴？

在孕期和产后女性中，漏尿现象很常见，但这不代表漏尿属于正常现象。幸运的是，这种问题是可以治愈的。如果你怀疑自己有漏尿问题，请看本节工作表格中列出的问题，并记录自己的情况。如果你向专业医生咨询漏尿问题，你可以带上这张记录表格给她看。

有关失禁的问题：你出现过下列情况吗？	否	是
1. 当你咳嗽、打喷嚏、跑步或者提起超市购物袋时，有没有漏尿现象发生？		
2. 你能否保持尿液 2.5 小时？		
3. 你在排尿时是否畅通无阻？或尿液有没有不自觉地断断续续？		
4. 你有没有发现自己每天频繁去厕所，来不及去厕所？或者你是否认为自己"膀胱小"？		
5. 你是否能经常及时去厕所？		
6. 当你排尿时，你是否感觉到痛或者不舒适，比如灼痛感？		
7. 你是否发现自己在结束排尿后还不得不返回去再尿一次？		
8. 你是否需要用护垫来预防尿液"溢出"到内裤上？如果是这样，每天需要几个护垫？		

使用附录 A 中的工作表格。

要解决这一问题，你能做些什么？首先，你可以找到自己的医生或助产士，让她们帮你检查是否有膀胱感染。如果你没有感染，那么请参考下面我给出的一些建议，尝试训练计划进行改善。如果你按照计划练习了一个月或两个月也没有改善，或者你的症状加重了，那么你可能需要更加集中的一对一的物理治疗处理，甚至需要泌尿医生或妇泌尿医生进行医疗处理。很多时候，医生与物理治疗师一起合作进行治疗，会达到最佳效果。当他们合作时，常常可以创建一个成功的治疗方案。

有些情况下，一些妇女诉说有大便污渍或大便失禁发生。如果你是这种情况，你可以记录发生时的经过。如果状况一直不能消除，你应该向你的医生或助产士讲述这一情况。有些物理治疗措施是可以缓解这种令人不适的问题的。

尿失禁的类型

尿失禁主要有两种类型：压力性尿失禁和急迫性尿失禁。患压力性尿失禁的女性发生漏尿是因为盆底肌变得薄弱，盆底肌薄弱则是由于怀孕和分娩或肥胖导致的对盆底的下压和牵拉引起的。

压力性尿失禁是女性最为常见的尿失禁类型，在进行锻炼、打喷嚏、大笑或咳嗽时可能发生。存在压力性尿失禁的女性进行几个月的训练，通常都能够得以改善。

急迫性尿失禁（也被联系到"膀胱过度活动"）则不同。急迫性尿失禁的情况比压力性尿失禁更为复杂。存在急迫性尿失禁的女性经常诉说有频繁的迫切需要排尿的感觉，着急要去卫生间。如果你在本书附录 A 的工作表格里列出的第 3、4、5、6 或第 7 题，回答"是"，那么你很有可能是急迫性尿失禁。你首先需要做的是找到自己的医生或助产士，让她们检查是否有尿路感染。存在急迫性尿失禁的女性需要的帮助不仅仅是本书中介绍的锻炼。我的建议是尝试几周的训练计划，如果问题没有改善，则需要到泌尿医生或妇泌尿医生处进行检查。同时考虑找女性健康照护物理治疗师，向她寻求有针对性的锻炼方案。

引起漏尿的七种原因

1. 怀孕：激素的变化，以及胎儿的成长施加在尿路系统的压力可能引起漏尿。不断增加的胎儿体重也会引起漏尿。

你是否有不能排尽尿液的感觉？

有些女性在小便时感觉膀胱不能排尽（排净、排空），尤其是在刚刚分娩后的一段时间内。如果你感觉需要在离开后一会儿又返回卫生间，你可以尝试：

排尿结束时站立，前后晃动骨盆几次，然后骨盆转圈几次（就像第十三章介绍的骨盆摆动练习）。之后坐下，尝试排尽膀胱内剩余的尿液。记住：不论怎么做，都不要在排尿时试图"使劲用力"。

小贴士 这种排尿问题通常只是暂时的，会在产后后续恢复期得以改善。进行训练计划可以预防这一问题在产后持续发展以至于变成慢性问题。

2. 肌肉弱化：因为女性在孕期九个月的时间里负担胎儿的体重，即承担更重的负荷，另外由于分娩引起的损伤，一些女性的盆底肌会变得薄弱。

小贴士 进行训练计划可以改善因为盆底肌薄弱引起的漏尿问题。

3. 尿液嵌塞：你在上面工作表格的第三题或第七题的回答是"是"吗？你是否发现尿流会断断续续？如果你的尿流中断，这说明你的盆底肌可能有痉挛现象。

小贴士 尝试本书第十二章介绍的下腹部深呼吸和胸腔扩展的呼吸练习，每次进行这样的呼吸练习十分钟，每天进行多次。

你有没有感觉每次排尿结束了还想去卫生间？这可能因为某种盆底器官阻碍或堵塞了尿流。如果近期你生过孩子，没有发生尿路感染，则尿不尽可能仅仅是暂时的。当你的子宫缩小到正常大小后，这一现象可能消退。但是，如果问题持续，则说明你可能存在盆底器官脱垂，盆底器官脱垂也可能是暂时性的，当"孕激素"平衡后，问题可能会消失（看下面有关这一问题的更多信息）。

小贴士 如果你确实遭遇这种情况，可尝试排空尿液，然后站起来并做我在第十四章讲述的骨盆摆动练习，之后坐下来看能否将尿液排尽（你可能会不自觉地想要用力排空膀胱，但是一定不要使劲儿）。你可以考虑找专业医生来评估为什么会发生这种情况。

4. 适应行为：因为在孕期养成了每天频繁去卫生间的习惯，一些女性好像被"训练了"一样，在产后仍然继续这样"以防万一"而频繁如厕的习惯。这些女性习惯了孕期那种频繁小便的行为，在产后即使她们的膀胱容量更多，她们还是保持着孕期的习惯。

小贴士 如果你是这样的，那么应该尽量渐渐地去改变，延长每次去卫生间的时间间隔。你可以尝试在每次有尿意时，暂时等待 5 ~ 10 分钟，之后再去如厕。这时，可以尝试我在第十四章讲述的下腹部深呼吸，同时平静放松地去卫生间准备排尿而不要跑。如果你着急跑向卫生间，这可能造成身体的连锁反应进而引起意外状况的发生。通过尝试改变行为，你的身体可以被训练到容纳更多的尿液量。当你训练到能在排尿前等待 5 ~ 10 分钟以后，可渐渐地尝试延长等待时间最长到两小时。

5. 如厕习惯：坐马桶的方式不同可以产生不同的结果。

小贴士 阅读下面有关最佳排尿姿势的部分。

小贴士 我知道很多妈妈经常是着急时才跑去卫生间。当你排尿时，不要用力向外排尿，膀胱在你保持放松时运作最佳，会使尿液自然地排空。

6. 便秘：便秘是孕期和产后女性常常遭遇的问题。便秘会增加盆底负荷，造成盆底肌弱化，引起漏尿问题的发生。

──┤ 你知道吗? ├──

相比膀胱胀满，饮食是引起漏尿的一个更常见的原因。想要了解更多有关这一方面的信息，可以登录 interstitial cystitis 的网站查看，网址是 http://www.ichelp.org。

小贴士 预防便秘，你需要摄入足够的膳食纤维，保持足够的水分以及足够的锻炼。

小贴士 尝试我将在下面两章介绍的预防便秘的自我按摩。无论你是阴道分娩还是剖宫产，请依据你的分娩方式，选择适用于你的按摩方式。

小贴士 阅读下面的章节，学习"更好的排便姿势"来改善排便的顺畅性。

小贴士 如果我这些简单的小贴士都没有起到作用，你应该知道盆底物理治疗师有帮助处理和缓解便秘的各种经验。不要因为不好意思而放弃寻求帮助。

7. 膀胱刺激：一些饮料和食物会刺激膀胱壁，可能引起漏尿状况的发生。

小贴士 有时，你可以通过保持足够的水分而阻止漏尿的发生，水分可以稀释刺激膀胱的那些物质。每天需要饮用多少水呢？不要喝过多水很重要，但一定要基于自己的口渴程度饮用足够的水。

小贴士 尽量避免摄入那些会刺激膀胱的食物和饮料。要知道哪些食物和饮料需要避免，你需要经历一些尝试。有些物质对别人来说没事，但对你来说不一定。以下我列出了一些可能刺激膀胱的食物和饮料的成分。尝试避免这些物质一段时间，可以试验一星期或两星期，之后依次将它们添加回自己的日常饮食当中。每一次添加回这些物质后，等待两天，看看到底哪种物质对你会产生作用：

- 含有人工合成配料的食物和饮料
- 咖啡因和巧克力
- 酒精
- 酸性果汁饮料，如橙汁和蔓越莓汁
- 含酸量高的水果，如草莓、菠萝、柚子和番茄
- 辛辣食物

针对尿失禁，注意事项总结

1. 进行训练计划。
2. 改进如厕习惯（查阅"健康如厕习惯"一节的内容）。
3. 改掉"以防万一"而提前小便的行为习惯，尝试延长排尿间隔时间。
4. 重视便秘问题。
5. 减少膀胱刺激物。
6. 在咳嗽或打喷嚏前尝试收紧盆底肌（在本书后面我会讲到）以减少盆

底负荷。另外，当你在站立时要打喷嚏或咳嗽，尝试在这之前将一条腿抬起。

7. 如果漏尿问题持续得不到改善，找专业医生寻求帮助。

健康如厕习惯 [11,9]

在坐便马桶被发明出来以前，人们都是蹲着排便。信不信，人类内部器官的设计更适合以蹲着的姿势排掉身体的废泄物，人们以蹲姿排便会更有效。蹲姿可以使得排便更容易，减少用力。[11]现代坐便马桶被发明出来为的是保证排便时身体稳定安全，但这样阻碍了排便的轻松顺畅性。根据我们的身体设计，以坐着的姿势排便其有效性是打折扣的。

幸运的是，有些简单的方法可以将坐便马桶做个调整，使得人们改善排便效率，但又不用放弃坐便马桶的舒适性与私密性。但是，首先，让我来解释一下为什么这种简单的方法值得考虑。坐在马桶上，采用更好的姿势，可以降低痔疮发生率，还可以减小骨盆和盆底结缔组织以及腹肌的负荷。排便时用力会增加腹部压力。说起腹压，我希望你已经通过我在本书中的讲解了解到增加腹内压会导致骨盆与腹部的结缔组织以及肌肉受损。增加的腹压会导致肛门处的静脉肿胀，引起痔疮。如果你养成"健康的如厕习惯"，排便时则可以减少用力、减小腹压，预防盆底和腹部的损伤，预防痔疮的发生。

以下介绍排空大便的最佳方法：

排便技巧：

- 两脚分开。将脚放在一个支在马桶下的小板凳上，可以使用专门的一个小板凳，使膝盖高于臀部位置。Squatty Potty® 品牌的小板凳是专门为此设计的，使用起来比较舒适。你可以在网上或一些零售店找 Squatty Potty。
- 放松腹部肌肉。
- 身体前倾并将手放在大腿上。
- 不要用力排便，轻轻地呼气并发出"嗯……嗯"的声音。
- 每次排便时间不要超过 5 ~ 10 分钟。

注意：一些女性发现用手抵住会阴部位有利于大便排出，特别是刚生完孩子之后。如果你不清楚哪里是会阴部位，请查看本书第四章盆底介绍一节的内容。要试一试这个方法，可以将手指并拢放平，朝向肛门方向，抵在肛门前面的位置。当你排便时，用并拢的手指托住这一区域，轻轻地向上抵，可以使大便更容易地排出。

| 你知道吗？ |

排便时间不要超过 5 ~ 10 分钟。

不要坐在马桶上查看 Facebook 上的帖子，或者坐马桶上看那些八卦杂志。

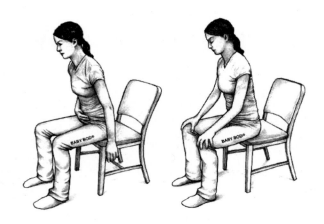

再来看看排空膀胱的最佳方式：

- 首先，排尿时坐在马桶的前沿儿，两脚分开着地。如果你有小板凳，要将小板凳放一边去，需将双脚放置在地面上。
- 用一只手感觉下腹部是否放松。
- 之后身体前倾，两手或者两前臂放在大腿上。
- 不要用力，让尿液排出。

注意：排尿时坐到马桶上很重要，不要悬空在马桶上方，因为那样的姿势会让盆底肌收紧。排尿时，需要让盆底肌放松才能排空膀胱。所以，即使不在家里，在外面上厕所时，也应该尽可能地坐着排尿（如果担心公共卫生问题，可以使用垫圈纸或者直接用卫生纸放在坐便圈上）。

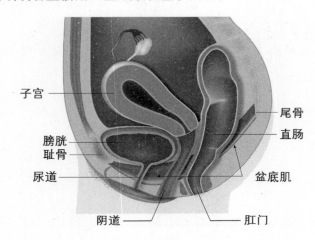

子宫
膀胱
耻骨
尿道
阴道
尾骨
直肠
盆底肌
肛门

如果你怀疑自己有盆底器官脱垂问题，一定不要忽视它。

盆底器官脱垂

我在前面提到过盆底器官脱垂（POP），脱垂程度可能不一。我在前面讲述了我的顾客 Megan 的故事，你从中可能已经了解到，盆底器官脱垂的程度可能因参与一些活动而加重，特别是那些会增加腹压的活动，比如负重、仰卧起坐运动，以及排便时拼命用力。盆底器官脱垂会影响直肠与膀胱的正常功能，也可能引起严重的状况，如尿失禁、骨盆和腰背疼痛，以及性功能障碍。

我如何才能知道自己是否存在盆底器官脱垂？

如果你怀疑自己有盆底器官脱垂，我建议你先看看下面表格中列出的问题。

有关盆底器官脱垂的问题	是
你是否感觉到阴道里好像有"什么东西"？	
每当你咳嗽、打喷嚏或者跳跃时，是否感觉盆底有东西出来或者有什么压迫盆底？	
你是否感觉有东西从阴道里出来，特别是在排完大便之后？	
当你排尿时，你能否完全排空膀胱？	
你有发生漏尿么，或者膀胱经常"滴"尿？	
你是否频繁有尿意？	
在你排尿后不久，是否经常还要再返回到厕所去排空膀胱？	
你是一次排尽大便，还是需要返回厕所多次完成排便？	

请在表格中记录你针对这些问题的回答以及时间。这样你可以在跟你的医生、助产士、盆底物理治疗师或者女性健康照护理疗师面谈时，记起一些重要的细节。

如果上面的一些问题，你的回答是"是"，这说明你可能存在一种或多种盆底器官脱垂。如果你近期刚生了孩子，脱垂可能是暂时的。无论如何，如果你怀疑自己有盆底器官脱垂，一定不要忽视它。你应就这一情况找专业医生给予检查。医生会告诉你脱垂是轻度、中度还是重度，告诉你该进行怎样的处理。严重的可能需要手术处理。

研究证明，物理治疗可以减轻或者缓解一些女性的盆底器官脱垂状况。[6,12,13]目前的证据显示物理治疗可以使轻度的脱垂康复并降低严重状况的发生率。这意味着通过物理治疗处理可以避免手术。

注意：在此书出版之际，最新的一项关于盆底器官脱垂手术的研究显示，术后七年之内有1/3的手术是失败的。[14]换言之，就是手术后脱垂会复发。所以明智的做法是尽量预防，而不是依赖手术，因为手术效果不是永久性的。

针对盆底器官脱垂的自我照护

就像对待腹直肌分离一样，首要的是通过保护腹部和盆底，特别是在你的身体还处于"孕激素"延迟效应影响时，预防盆底器官脱垂的加重。孕激素延迟效应会持续到产后三个月，如果你是用母乳喂养的话，会一直持续直到断奶三个月以后。在此期间，你应遵循我在腹直肌分离保护章节给出的建议（因为你已经在前面学习过了，在此我只是再次总结一番）。

如果存在盆底器官脱垂，需要避免的事情

1. 避免剧烈活动或施加很大压力在腹部、盆底或增加腹内压的锻炼。增加的腹压会导致盆底器官下降，使得盆底器官脱垂加重。如果你不得不参与需要用力的活动，要确保在用力时呼气。

2. 避免"镰刀"式的弯身动作：比如像仰卧起坐姿势那样从床上或地板上直接起身。

3. 避免硬的或很紧的弹力束腹带。绑束腹带会引起向下的推力，使得盆底器官继续下降，状况变得更糟。

4. 采取一切尽可能的措施预防便秘。记住排便时拼命用力会增加腹压，导致盆底器官继续下降。

盆底器官脱垂自我照护者需要做的事：

1. 考虑穿一种盆底支撑带，特别是在你运动或需要长久站立时（请翻阅第八章和第九章）。

2. 如果你存在中度到重度的脱垂状况，考虑跟你的医疗服务提供者讨论使用子宫托。子宫托是一种医疗产品，将它置入阴道内可以提供对盆底器官的支持，你需要找相应的医生给你试戴子宫托。

3. 在产后至少几个月内，穿医疗级的梯度加压收紧高腰短裤。一定不要穿很紧的塑身内裤作为替代。如果你不想穿加压收紧支撑衣，可以尝试使用裹腹带。你将在第八章和第九章了解到更多关于加压收紧支撑衣与裹腹带的信息。

4. 尝试穿骨盆带或盆底支撑带来增加一些额外的支持作用（请参考第五章直腿抬高测试的指导，检查你的骨盆带是否能起到作用。你可以同时穿戴骨盆带和骨盆支撑带）。

5. 采用良好的人体力学机制来避免对盆底和内部器官施加过多压力。请查看第十七章"在每天的活动中保持正确操作"。

6. 尝试进行腹部与盆底按摩，具体内容将在自我照护的两章中讲述（其中一章是针对阴道分娩后女性的，一章是针对剖宫产后女性的，你可以根据自己的情况阅读对应的章节）。

7. 在用力时用嘴呼气以避免压力累积在腹腔。要确保你呼气的幅度与活动水平相匹配。在提、推和拉物品时，尽量不要屏气。

8．采用我在前面介绍的良好的排尿排便习惯。

9．通过科学膳食，摄入足够的纤维来预防便秘的发生。多喝水，尝试我在自我照护篇章中介绍的预防便秘自我按摩方法。

10．在咳嗽和打喷嚏前，收紧盆底肌（我在后面会讲到）来减小盆底负荷。另外，当你在站立时要打喷嚏或咳嗽，可尝试在打喷嚏和咳嗽前抬起一条腿。

11．进行本书介绍的锻炼项目。如果你现在刚刚生完孩子，那么此时是你阻止脱垂发展的最佳时机，因为现在你有一书在手。书中训练计划可以使得轻度的脱垂缓解或预防问题的加重。你需要耐心，给自己一些时间。练习书中的锻炼项目可以增强盆底与核心肌肉，进而收紧支持盆底肌的韧带。紧固韧带可以预防盆底器官向下脱垂。

你可以花几个星期的时间尝试以上的措施，之后评估自己的状况。如果你感觉问题变得严重了，很可能是你没有正确地操作或者因为负重（抱孩子、拎很重的购物袋等）。如果是这样，你需要寻求专业人员的帮助。你可以考虑咨询医生或咨询女性健康理疗师或物理治疗师来寻求治疗。

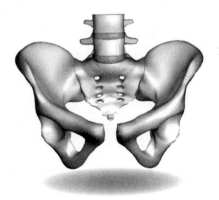

耻骨联合功能障碍[7,8]

在讲述解剖结构的一章中，我曾提到过这一问题。在此，我们做一个回顾：回想下，耻骨联合将骨盆从前面分成左右两边。在"孕激素"的作用下，耻骨联合变得更加灵活。如果这一关节过度地移动（这在孕后期比较容易发生）会导致骨盆前面过度活动，引起腹股沟或耻骨联合疼痛。产后女性尤其是经历了阴道分娩的女性也很容易发生这部分区域的疼痛。严重的可能导致骨盆在此区域分离。

在我的诊所里，我发现这是最为常见的一种容易被误诊的状况。

在我的诊所里，我发现这是最为常见的一种容易被误诊的状况。因为很多存在耻骨联合分离功能障碍的女性诉说腹股沟部位疼痛，尤其是在行走、站立和爬楼梯时。有些医生和助产士会把这一问题误诊为臀部疼痛。有些女性会使用一个拐杖或步行器来减轻行走时臀部受力，让行走时感觉不那么疼痛。有些来我的诊所就诊的女性，来的时候甚至需要侧身行走以减轻疼痛。

➤ 案例分享

耻骨联合分离

我最近治疗了一位女士，她叫凯伦（Karen），她告诉我在她分娩之前就存在骨盆前面部位和腹股沟部位的疼痛。她的医生告诉她说是臀部疼痛，她应该考虑使用拐杖或步行器。生下孩子之后，她疼得连产床都下不来，医生让她站起来时，她的腿部根本无法承受任何额外的压力。医生说她在分娩时很可能伤及了臀部，这种状况将来可以自行改善。凯伦被送回家，医生让她一直使用步行器，直到疼痛消退。幸运的是，她从网上搜到了我的信息，她打电话问我是否可以帮助她。在电话中，我告诉她这种状况很可能是一种常见的与孕产相关的，被称为耻骨分离功能障碍的问题，如果分娩过程是难产的话，问题会更为严重。

当她来到我的诊所后，她告诉我自从十天前她生下孩子以后，一直忍受着剧烈的疼痛。我查看了她的状况，采用徒手物理处理，我纠正了她的骨盆，并让她穿戴骨盆带。

第一次处理完成后，凯伦就能丢掉后面的步行器，不需要外部支持就能走出我的办公室。后期，她继续来我的诊所两次，学习了我设计的训练计划，同时了解了那些避免受压需要注意的事项。在产后三周时，她已经不疼了，变成了一位幸福的妈妈。之后，她自己在家就可以进行高级阶段的强化训练了。

耻骨联合分离功能障碍如何自我照护及注意事项

在孕后期、分娩时以及产后应该特别注意预防耻骨联合分离功能障碍的发生。以下列出了孕后期和产后一到两个月内的注意事项：

- 避免单腿活动，比如用一条腿推动沉重的箱子，这样会将压力施加在骨盆上；避免骑自行车时将一条腿悬荡，或者爬梯子。也包括一些瑜伽中单腿站立的姿势，如树式和战士式姿势，因为这会施加很多扭力到耻骨联合处。
- 考虑在生孩子时采用更为安全的分娩姿势，以减轻作用在耻骨联合部位的力，比如侧躺的姿势、四肢伏地俯身的姿势，或者调整了的蹲和站立姿势。医院里常规采用的分娩姿势（平躺在产床上）实际会施加很大的力到耻骨联合部位，这会引起耻骨联合分离或使原先发生的耻骨联合分离更为严重。

如果存在耻骨联合分离功能障碍，应该做些什么？

- 徒手物理治疗可以纠正骨盆，很快改善疼痛。正确的锻炼可以预防你在孕后期以及分娩后再次发生这一问题。
- 产后尝试使用骨盆带。孕期女性可以尝试使用孕期支撑带。
- 在日常所有动作操作中采用良好的人体力学机制。你可以查看"在每天的活动中保持正确操作"章节中的讲解。你也应该特别注意采用翻转侧身起床的方法，同时注意如何从椅子上起身。
- 用力气时呼气。
- 尝试在睡觉时将一个枕头或靠垫夹在两腿之间，减轻盆底部位的压力。

　　如果你感受到疼痛，考虑在来回走动时使用拐杖以增加对骨盆的额外支持（在你不那么疼痛的身体一侧使用拐杖）。严重的情况下，可考虑使用步行器减轻耻骨联合部位的压力。

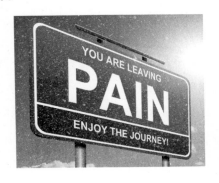

应该找物理治疗师积极地治疗，缓解疼痛。为什么要忍受疼痛呢？

产后疼痛

产后有持续一周的身体疼痛比较正常。最为理想的情况是，在产后随即有盆底物理治疗师给你做产后检查，并开始预备阶段的训练。如果你照着做，你会发现疼痛会很快消失。如果你没有找盆底物理治疗师做产后检查，并且在产后超过一两个星期仍然存在一样的持续性的腰背痛和骨盆痛，那么你应该寻求帮助。关于你的情况，你应该告诉你的医生或助产士，之后考虑找一位女性健康理疗师为你做检查。疼痛是身体出现异常的信号，一定不要忽略这种信号。

在问题加重前，最好将这些问题扼杀在萌芽中。如果疼痛持续时间超过三个月（并不是说一刻不停地疼）则可能被认为是慢性疼痛。你是否知道慢性疼痛比急性疼痛更难治疗？所以应该在疼痛发生初期就尽早地解决这一问题。

如果存在疼痛，你可以记下来怎样的经历，或者什么样的活动会触发疼痛以及在何时会发生疼痛。这样，你在咨询健康护理专业人员时可以跟她讲述细节。请在本章节的工作表格中记录你的观察发现以及记录时间。

产后疼痛	是，请简单描述	否
使用一个 1 ~ 10 分的量表，10 分代表最为糟糕，你将如何评价自己感觉到的疼痛程度？		
什么情况下，疼痛会加剧？		
什么情况下，疼痛会变好？		
在早上、下午还是晚上，痛感会更严重？		
你的疼痛有没有影响到睡眠？		
当你从坐着站起身时，你能否感觉到痛？		
在坐着的时候有没有疼痛？		
当你行走时有没有疼痛？		

（续）

产后疼痛	是，请简单描述	否
爬楼梯时有没有疼痛？		
当你排大便或者排尿时有没有疼痛？		
疼痛是否影响到你的正常生活和日常活动？		
步行走路多久不至于引起疼痛？		
怎样的活动会使疼痛最为严重？		
疼痛是否已经妨碍了你的锻炼？		

　　如果不论采取怎样的放松姿势，你都感觉不舒服或是仍然疼痛，甚至你进行了训练计划以后，感觉疼痛加重了，那么应该停止锻炼。你首先要寻求疼痛的正确治疗方法，以后再恢复锻炼。

　　请不要认为你必须忍受疼痛——不是的。[D]可以说女性在刚分娩后发生疼痛是常见的，但是这种疼痛若持续超过一个星期甚至更长时间，则不正常。不要轻易相信别人所说的疼痛会自行消退，无论她是你的邻居、家庭成员或健康专业人士。相反，应该积极寻求物理治疗师的帮助以缓解疼痛。为什么要忍受疼痛呢？我这样强调是因为我见到太多女性在产后忍受疼痛，在产后 6 周检查之前，几乎从来都不跟自己的医生或助产医生谈及身体疼痛的状况。

　　我也遇见过很多新妈妈，在产后三到六个月，她们产后返回工作后才来检查。那时，她们终于意识到作为一个职场妈妈，为了维持忙碌的生活节奏，她们最好寻求帮助。她们完全不需要忍受疼痛，因为其中的很多问题在产后几次物理处理之后便可以显著改善。

　　最后，不要因为你自己每天异常忙碌就把看物理治疗医生的想法放在一边。你会惊讶于仅仅几次物理治疗便能产生的积极效果。如果你的问题经过一两次的处理不能解决，那么当你的日程不那么紧张时，你总可以安排后续时间再去进行物理治疗。

D　注意：这个建议也适用于孕期女性。我看到过很多孕期女性忍受长达几个月的后背痛，疼痛的时间比正常的疼痛时间长出许多，因为当她们跟自己的健康照护专业人员提及后背疼痛时，她们被告知怀孕期间感觉到疼痛很正常并且后期可以自行消退。她们通常每个月去看一次产检医生，在她们被推荐给物理治疗师进行治疗之前，她们会耗费几个月时间不断地抱怨。

缓解盆底疼痛的小贴士

在后面自我照护的章节，我会讲述许多缓解产后疼痛的小贴士。我还会讲解帮助产后恢复专门的自我按摩方法，其中的一些方法可以帮助在产后数周或数月内缓解肌肉痉挛和疤痕组织。以下列出了其他的一些缓解疼痛的方法：

- 尝试进行第十二章介绍的呼吸练习（下腹部深呼吸和胸廓扩展），在你的臀部下面放置 2~3 个枕头，每次进行这样的呼吸练习十分钟，每天至少进行 1~2 次。在睡前进行呼吸练习是很好的放松方式。在晚上准备同房前，你也可以尝试做几分钟的下腹部呼吸，这可以帮助减轻性生活时的不适感。
- 尝试温水浴来放松盆底肌。
- 尝试使用甜甜圈形状的坐垫来减轻盆底区域受到的压力。
- 尝试进行热身锻炼，特别是第十四章介绍的骨盆摆动练习，可以放松紧张的盆底肌。
- 阅读本章中介绍的良好如厕习惯，学习最为有效的排尿排便方式。很多女性习惯于"使劲儿"排尿，这可能引起盆底肌紧张，甚至可能引起痉挛。
- 尝试进行第八章与第九章自我照护章节中介绍的预防便秘自我按摩，采用本章前面介绍的排便姿势。如果便秘时你使劲排便，可能引起肌肉痉挛。
- 尝试进行第八章与第九章自我照护章节中介绍的腹部与盆底按摩。如果感觉阴道干涩，在做按摩时可以使用一些润滑凝胶。
- 你可以开始进行训练计划，但要注意在进行骨盆—核心启动锻炼项目时，收紧动作要轻柔。

按照以上措施进行几个星期的尝试，看是否有帮助。如果感觉症状加重了，那么你应该告诉你的医生或助产士，同时考虑寻求物理治疗。不要认为你应该做"超级女人"并自己承担所有的一切。一些有能力的专业人士很愿意帮助你恢复身体的整体机能！

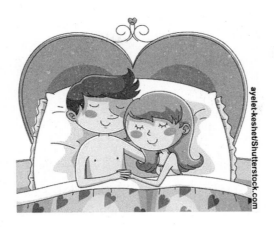

产后同房疼痛

在同房时你是否有疼痛不适？或许你从来没质疑过这是否"正常"，因为你可能跟自己的闺蜜们聊起过，并且发现她们可能也发生过这样的问题。但不能因为一种状况较为普遍，就认为它是"正常的"。

很多女性发现在产后"重上马鞍"尝试恢复性生活时感觉到不舒服。以下列出了一些方法可以帮助消除或者减轻疼痛和不适感。

- 首先，尝试前面我讲述过的缓解疼痛小贴士。
- 在同房前，尝试洗个热水澡来放松身体。
- 等擦干身体后，在同房前尝试使用阴道润滑凝胶。要注意购买不含甘油的润滑产品，因为甘油不但不能起到帮助作用，还会引起阴道干涩。
- 同时你应该跟伴侣坦诚地说明你感觉到的疼痛不适，让你的伴侣知道现在他可以尝试通过性生活前的前戏，也可以通过限制插入的深度以及插入的时间帮你减轻疼痛。记得提醒你的伴侣，这种状况只是暂时的，后期可以恢复。
- 我给女性朋友们的建议是如果感觉疼痛不适就不要继续同房。等到你能同房时，或者通过调整同房不疼了之后再进行。

在小问题演变成大问题之前，应该对任何这样的小问题进行及时正确的干预处理。

这些小贴士应该有所帮助。在同房时疼痛，可能的原因有很多。在你生完孩子几个月后，如果疼痛仍然持续，这并不正常。这意味着你需要专业的照护。如果这些疼痛不能消退，我认为你应该意识到。物理治疗师接受过培训，她们可以采用各种不同的方法帮你缓解疼痛，帮你恢复正常的性生活。

希望在本章中我提供的建议能够对你有所帮助。在所有小问题演变成大问题之前，决定权就在你自己的手中。在下面的章节中，我们将涉及有关产后自我照护的内容。如果你是阴道分娩的，你可以看下面一章，如果你是剖宫产的，则可以跳过下一章，直接进入第九章进行阅读。如果你已经生完孩子好几个月或好多年了，你可以跳过接下来两章大部分的内容，但是一定要基于你自己的分娩方式阅读有关自我按摩的内容。

本 章 参 考 文 献

1   Boissonnault JS, Blaschak MJ. Incidence of Diastasis Recti Abdominis During the Childbearing Year. *Phys Ther*. July 1988; 68(7):1082 – 1086. http://ptjournal. apta. org/content/68/7/1082.

2   Parker MA, Millar AL, Dugan SA. Diastasis Rectus Abdominis and Lumbo – Pelvic Pain and Dysfunction – Are They Related? *Journal of Women's Health Physical Therapy*. Spring 2008;32:1. http://www. meredyparkerpt. com/pdfs/Meredy%20Article. pdf.

3   Spitnagle TM, Leong FC, Van Dillen LR. Prevalence of diastasis rectus abdominis in a urogynecological patient population. *Int Urogynecol J*. 2007 ; 18(3):321 – 8. doi:10. 1007/s00192 – 006 – 0143 – 5.

4   Lo T, Candido G, Janssen P. Diastasis of the recti abdominis in pregnancy: Risk factors and treatment. *Physiother Canada*. 1999; 51(1):32 – 37,44.

5   Sheppard S. The Role of Transversus Abdominis in Post Partum Correction of Gross Divarication Recti. *Man Ther*. 1996; 1(4):214 – 216. doi: 10. 1054/math. 1996. 0272.

6   Braekken IH, Majida M, Ellström EM, Holme IM, Bo K. Pelvic floor function is independently associated with pelvic organ prolapse. *BJOG*. 2009 Dec; 116(13):1706 – 14.
doi: 10. 1111/j. 1471 – 0528. 2009. 02379. x.

7   Laycock J, Haslam J. *Therapeutic Management of Incontinence and Pelvic Pain*. London, UK: Springer – Verlag London Limited; 2002.

8   Stephenson RG, O'Conner LJ. *Obstetric and Gynecologic Care in Physical Therapy 2nd Edition*. Thorofare,NJ: SLACK Incorporated; 2000.

9   Sapsford R, Bullock – Saxton J, Markwell S. *Women's Health: A Textbook for Physiotherapists*. Oval Road, London, UK::WB Saunders Company Ltd; 1998.

10 Carriere B, Feldt CM. *The Pelvic Floor*. Rudigerstrasse, Stuttgart, Germany: Georg Thieme Verlag; 2006.

11 Sakakibara R, Tsunoyama K, Hosoi H, et al. Influence of Body Position on Defecation in Humans. *LUTS: Lower Urinary Tract Symptoms*. 11 Jan 2010; 2(1):16 – 21. doi: 10. 1111/ j. 1757 – 5672. 2009. 00057. x.

12 Hagen S, Stark D. Conservative prevention and management of pelvic organ prolapse in women. *Cochrane Database Syst Rev*. 2011 Dec 7; (12):CD003882. doi: 10. 1002/14651858. CD003882. pub4.

13 Hagen S, Stark D, Glazener C, et al. Individualised pelvic floor muscle training in women with organ prolapse (Poppy): a multicenter randomized controlled trial. *The Lancet*. 1 March 2014; 383(9919):796 – 806. doi:10. 1016/S0140 – 6736(13)61977 – 7.

14 Nygaard I, Brubaker L, Zyczynski HM, et al. Long – term outcomes following abdominal sacrocolpopexy for pelvic organ prolapse. JAMA. 2013 May 15; 309(19):2016 – 24. doi:10. 1001/*JAMA*. 2013. 4919.

第三部分

孩子出生后妈妈们的自我照护

第八章　阴道分娩后的自我照护

　　刚生完孩子时，你会很兴奋。内啡肽的作用会让你持续一个星期的时间这样兴奋。不过，你也可能会像我当初那样，在产后第十天的时候触及撞墙期，不但没有感觉很好，我半夜醒来，有时候感觉好像被一辆卡车撞击了一样。严重的睡眠缺乏使得我不能很快地恢复，而且我甚至不知道自己身体到底哪个地方在疼痛。

　　有没有感觉听上去是很熟悉的场景？如果这是你的第一个孩子，你可能会感觉特别不安。经过孕期许多让人不舒适的变化，你非常期望身体尽快恢复到从前。身体恢复没有那么快，如果你已经不是生第一个孩子了，那么你会比较清楚。如果你对身体的恢复非常期盼，我希望你能翻阅本书前几章解释过的"为什么"。你一定要有耐心，因为自然恢复需要时间，这其中会有一些不错的措施促进你自然恢复。了解在什么时间应该做什么和不该做什么会带来很大的差别。在这一章，我会讲述基本的自我照护评估方法（在训练项目以外）来加快你的产后恢复进程。

基本的自我照护措施会加快你的恢复进程。

你的个人计划

以下建议适用于所有经历了阴道分娩的妈妈或准备阴道分娩的妈妈（如果

你是剖宫产，你可以跳过本章，直接阅读下一章的内容）。

- 如果你在孕期就备有本书，那是最为理想的，这样你便可以采用本章中介绍的所有那些不错的建议，在分娩之前就开始一些锻炼。你也会发现很多建议在你产后马上就可以用到。
- 如果你在产后几个星期以后开始这一锻炼计划，请进行本章中介绍的自我测试与自我按摩。之后进行为期至少一周的预备阶段训练，或坚持练习直到你进行产后 6 周检查时。
- 如果你是在产后 6 周检查以后（甚至是产后数月或生完孩子多年以后）才开始这一锻炼计划，在进行更有挑战的高级阶段强化训练之前，请进行为期至少一周的预备阶段训练，同时进行自我测试与按摩。

小贴士 一定不要着急恢复你以前的常规运动

我在第五章中曾说过，平均来说，产后需要 6 周时间来完成软组织（结缔组织）第一阶段的恢复。如果你不哺乳，至少需要另外 6 到 8 周的时间让韧带和结缔组织恢复到正常（这样总计加起来需要 3 个月的时间）。然而，如果你母乳喂养，让结缔组织恢复到像孕前那样对身体的支持性能，停止哺乳后还需要三个月时间。同时，你的腹部与盆底肌肉也需要时间恢复。如果你不给它们充分的恢复时间——你在此期间增加很多腹部与盆底压力——那么需要更长的时间才能恢复。

所以，不要以为生完孩子很快就可以跳回以前的那些常规运动中了！你应该遵循循序渐进的恢复过程。告诉你一个事实，我个人认为分娩后需要的恢复时间跟一项大型手术后需要的恢复时间一样。如果你能在产后三个月内不用返回工作岗位，那么你应该在此期间好好休息。如果你能有更长的休息时间则更好。

小贴士 对于繁重的家务活儿要找人帮忙

我在前面章节对孕期女性的建议是：对于繁重的家务活儿应该找人帮忙，比如去超市购物以及打扫家里的卫生。不要不好意思寻求帮忙。你在哺乳期时，应找其他人帮忙拎重物。你应该将这样的提醒植入脑海：除了抱孩子，在生完孩子后的 6 周以内，不要提拉推举任何比孩子更重的物品。这包括拎沉重的超市购物袋、婴儿推车、洗衣篮，等等。另外，在产后 6 周内，你不要推重的吸尘器，不要拉很沉的门（在第十七章，我将讲述如何尽可能地让身体少承受压力，安全地移动）。

除了抱孩子，在生完孩子后的 6 周以内，不要提拉推举任何比孩子更重的物品。

小贴士 挤出时间来学习预备阶段的训练计划

如果你是在孕期阅读本书，最好是现在就学习怎样进行预备阶段的训练项目，这样产后做起来就会很容易。我在前面说过，预备阶段的锻炼项目对于孕期女性是安全的，而且进行这些锻炼是有益的。如果你是在产后随即阅读本书，你要慢慢地开始训练计划，按照步骤循序渐进地进行。

我又要重复唠叨，我不建议产后完全躺着休息，除非你之前在孕期就有些问题或者发生了产后并发症必须要彻底躺着休息。现在是开始预备阶段训练的最佳时机，因为产后身体需要活动以促进血液循环。如果你太过静止久坐，则会影响血液在身体组织中的正常循环，进一步延迟恢复，使得身体感觉僵硬和疲惫。

你将在第十一章与第十四章学习这些锻炼项目。从你分娩后到产后 6 周检查这段时间，是进行预备锻炼训练的最佳时机。早一点开始进行训练有利于为你后续高级阶段的强化训练奠定稳固的基础。

进行锻炼，你将在两方面受益：从时间角度来看，你已经抢跑在先，因为你比其他很多妈妈提前 6 周就开始锻炼了。从结果来看，产后 6 周，你的肌肉将被"唤醒"，也为后面进行高阶强化训练做好了准备，不像其他那些没有进行过这些锻炼的妈妈，她们可能还没有恢复核心肌肉的功能。

日常恢复指导

如果你经历了正常顺利的阴道分娩，你可以没有顾虑地采用下面的建议。[A]但是，如果你经历了Ⅲ度或Ⅳ度裂伤（这里我是指会阴、阴道以及肛门括约肌有很大的撕裂或者完全撕裂。如果你有裂伤，关于撕裂的程度，应该询问医生

A   如果你是剖宫产的，请看下一章的内容。

或助产士），则需在产后 6 周以内延迟开始某些预备阶段的锻炼项目（请看本章节后面部分"会阴及阴道撕裂"。同时记得看对于 Ⅲ 度或 Ⅳ 度撕裂，我给出的针对性建议，用黑体字标出。如果需要，你也可以看下面的表格进一步明确）。

如果你是已经生完孩子才看本书，没有看针对孕期女性一章的内容，这里我列出了之前我提及的在产后早期需要注意的一些事情。

- 可微波加热的热敷包。随手使用热敷包可以减轻颈部与腰背部的疼痛。每次热敷 15 分钟左右。
- 一些特别的物品可以帮忙支撑身体，比如裹腹带、医疗级梯度加压的高腰收紧短裤、骨盆带、盆底支撑带。稍后我会进一步讲解。
- 甜甜圈形状的坐垫。
- 将两只网球装进直筒短袜里面，用来轻揉酸痛的肌肉。
- 坐浴盆。
- 清洗妇科部位的冲洗瓶。

卷心菜叶可以减轻疼痛？或只是虚传？

很多新妈妈说用新鲜的卷心菜叶敷在乳房上，可以减轻乳房肿胀痛。我自己从来都没有尝试过，不过你不妨试一试。

考科蓝妊娠与分娩小组（Cochrane Pregnancy and Childbirth Group）的一项研究显示，卷心菜叶可以减轻很多女性在涨奶时乳房肿胀引起的不适和疼痛，尽管研究人员还不是完全明确其原理。[1]很多妈妈将卷心菜蒸煮后，将其冷却到室温或冷藏，之后将菜叶压碎，扯断叶脉。她们将一些压碎的菜叶放在乳房上保持 20 分钟左右的时间，在涨奶乳房肿胀的时期每天敷 3~4 次[2]。

卷心菜叶里面含有磺胺成分，除非你对磺胺类药物过敏，否则进行这样的操作应该是安全的。你要弄清楚自己是不是对磺胺类药物过敏。如果你不确定是不是会过敏，你可以尝试做一个"皮肤测试"，将一片蒸煮过的卷心菜叶放在前臂上，保持 24 小时，观察结果。

自我照护表格

这里有一张表格，你可以在产后马上使用，并在产后数月以内继续使用。

注意： 表格里列出的衣物是建议你使用的，在恢复阶段帮助支撑身体。你可能会发现在产后数月甚至几年里，这些衣物都很有用。大多数妈妈会选择对她本人来说最为有效的支撑衣。之后我会进一步讲述。

产后恢复阶段	阴道分娩后	Ⅲ度或Ⅳ度裂伤或会阴侧切后
做什么……	什么时间开始进行……	什么时间开始进行……
温水坐浴	分娩24小时后	得到医疗许可后
步行走动	分娩6~8小时以后（先要取得到医生许可）	分娩6~8小时以后（先要取得到医生许可）
预备阶段的训练（你将在第十一章到第十四章学习）	分娩24~48小时以后	分娩24~48小时以后（在产后6周以内不要进行盆底核心启动训练）
裹腹带：每天裹10~12小时，特别是当你起床走动时。当要你坐下来时，则应该拆下来或进行松解	分娩24小时以后	分娩24小时以后
医疗级梯度加压收紧的高腰短裤，每天穿戴10~12小时	分娩24小时以后	分娩24小时以后
如果测试下来骨盆带有效的话，当你起床走动时需用骨盆带支持身体（在第五章，你可以查找到一个快速自我测试的方法，即直腿抬高测试—核心稳定性测试，可以帮你确定你是不是适用骨盆带）	分娩24~48小时以后	分娩24~48小时以后，但是要等到产后6周检查合格后，才能开始进行直腿抬高测试

（续）

产后恢复阶段	阴道分娩后	Ⅲ度或Ⅳ度裂伤或会阴侧切后
盆底支撑带，如果需要的话，可以在起床走动时穿戴 10～12 小时	分娩 24 小时以后	分娩 24 小时以后（只要没有引起额外的疼痛）
直腿抬高测试—核心稳定性测试（你可以在第五章查看）	分娩 48 小时以后	分娩 6 周以后，等到妇检合格以后再开始尝试进行
腹直肌分离检查（你可以在第七章查看）	分娩 48 小时以后	分娩 6—8 周以后，等到妇检合格后再开始尝试进行
腹部按摩（如下） 1. 腹部打圈按摩 2. 预防便秘按摩 3. 腹直肌分离按摩 4. 皮肤推拿按摩	除了皮肤推拿按摩，分娩几天后便可以开始所有这些按摩。在完成所有其他形式的按摩一个月以后，再开始尝试皮肤推拿按摩	除了皮肤推拿按摩，分娩几天后可以开始所有这些按摩。在完成所有其他形式的按摩一个月以后，再开始尝试皮肤推拿按摩
盆底按摩（如下） 1. 会阴疤痕组织按摩 2. 盆底触痛点按摩	分娩 6 周以后再开始	分娩 6 周以后再开始

你可以在 Baby Bod® 网上商店 www. BabyBodBook. com 找到这些物品。即使你到别处去买我在上面介绍的支撑衣，你会发现这个网站对你来说是一个很有用的参考信息来源。

一些缓解疼痛的小贴士

这里是一些帮你缓解或终止骨盆、腰、后背或颈部疼痛的一些方法。你可以试一试：

1. 分娩 24 小时后进行坐浴，可以缓解下面的疼痛。坐浴盆是扣在马桶上的一种塑料盆，你在医院的时候，医院里可能会提供坐浴盆给你。盆里装进温水，每次坐浴 10～15 分钟，应该感觉到水是温的而不是很烫。在坐浴过程中，当水温下降时适度地添加些热水以保持水温。

2．坐在甜甜圈形状的垫子上。这样形状的坐垫可以帮忙缓解会阴与痔疮部位的疼痛或不适。

3．在排尿时使用由软塑料制成的妇科部位冲洗瓶，可以缓解排尿时的不适或刺痛。将瓶里装满温水，在排尿时挤压瓶子，用喷出的水冲淋下面。之后，用厕纸或纸巾轻轻地将下面擦干。持续使用冲洗瓶，直到疼痛或刺痛消退，有些人可能会持续几周时间。在产后早期，也可以使用这样的冲洗瓶来清洁外阴区域粘留的阴道排出物（恶露）。

4．使用可以微波加热的热敷袋，来缓解后背或颈部的肌肉紧张，每天热敷2次，每次15分钟左右。你可以在喂孩子的时候进行热敷处理，那样你就是在同时进行两件很好的事情。

5．将两个网球装进一只旧的直筒袜里，中间打一个结。将它当作一个按摩工具，按揉身体疼痛的肌肉（不要坐在上面）。

6．学习良好的排便姿势，以减轻作用在盆底的压力（我在第七章讲过）。

7．预防便秘：很多新妈妈诉说刚分娩后容易便秘。医生可能会给你大便软化剂或温和的泻药，好让你排便容易些。下面，我会指导你做肠道自我按摩帮助"肠蠕动"。多多步行和活动也可以帮助预防便秘。同时，你要确保运用良好的排便姿势。想要了解更多这一方面的信息，你可以查看第七章"健康如厕习惯"一节的内容。

8．穿高腰收紧短裤和骨盆支撑带也可以减轻疼痛。在本章后面我会做更详细的讲解。

9．在活动时，运用良好的身体力学机制。刚刚分娩后，在进行一些日常动作如在床上翻身或从椅子上起身时，你可能感觉到疼痛，你不要对此感到惊讶。这些简单的动作会对薄弱的腹肌和盆底肌施加压力以至于引起疼痛。这也是为什么产后妈妈应该保护这些区域以避免进一步的损伤，进而加快恢复。我将在后面教你如何从床上翻身、如何起床以及如何从椅子上站起身来。在第十六章和第十七章，针对产后如何保护身体，我还会给出更多建议。

我说过多次，如果你身体哪里有疼痛，不应该保持沉默。你应该告诉医生、助产士、"导乐"或护士。

多活动可以避免身体僵硬与疼痛。

身体的活动是一种滋养露

产后一周内，应该尽可能多休息。但这并不是说你需要一天到晚躺着。如果你一直躺着，则更可能导致身体僵硬与疼痛。事实上，你可以在得到医生允许以后，尽早起床走动。尽量确保在第一次起床走动时，有医护专业人员在旁边帮忙。我说的走动不是健步走，我是指温柔地漫步。你可以每天在医院或家里的房间稍稍地走几次。你走动时不要花大力气。当你开始走动时，有可能感觉酸痛，但是身体肌肉的僵硬很快会消退。你可以尝试每天走动 2 次，每次10 分钟。如果你还在医院，那么你可以在医院的走廊里来回踱步。如果感觉一开始走不了 10 分钟的时间，你可以先小走几分钟，之后循序渐进地增加走动时间到 10 分钟。

当你回到家中，记得提醒自己每天走动走动。我们物理治疗师有一句话是说："身体的活动是一种滋养露"。你需要让身体活动来促进血液循环，进而使得骨骼与肌肉更加健康。身体的活动还会增加关节部位的流体，可以避免僵硬。如果你久坐的话，血液向身体组织的正常流动便会被阻碍，这会引起身体的僵硬和疲惫感。

即使小幅度的活动也会起到帮助作用。当你坐下来喂孩子奶时或者坐在电脑前面时，应该经常尝试变换姿势。即使你不能起来走动，那么坐着时通过一些简单的动作也可以缓解肌肉僵硬，如摇摇头来拉伸颈部肌肉，转动肩膀或者挺直腰背来拉伸背部肌肉。简而言之，这可以让你的身体灵活并补充精力。

在床上移动身体以及坐起

这些是你起床时可以运用的一些技巧，可以保护腹部与盆底。要想学会这些，你需要几个步骤。第一，你需要意识到应该先在床上翻身而不是像仰卧起坐动作那样一下子从床上竖直坐起来（这个也叫"镰刀式"动作）。比方说，你平躺在床上，不要先抬起头和胸部；反之，你应该在起床之前先将身体翻转到床边，然后用手臂支撑，侧身起床。此外，在你移动身体时，要记得同时用嘴轻轻地呼气，来避免腹压累积造成的腹部鼓起（我在介绍核心肌肉的章节已经详细讲述过）。

如何在床上翻转身体（像伐木滚动那样）？

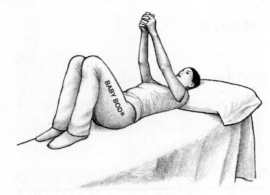

1. 平躺在床上，双膝屈曲，两手臂向上伸直，手指交叉相握。

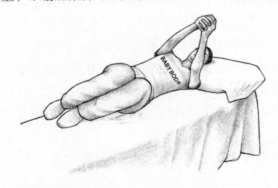

2. 轻轻地呼气，好像你呼气到眼镜片上准备要清洁镜面的感觉。缓缓地转动身体到床的一边，同时移动手臂和膝盖（像伐木滚动那样）。

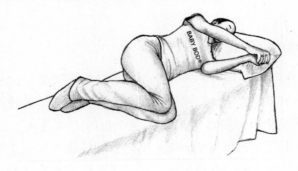

注意：在床上变换姿势时，都要运用这样的身体翻转方法，在变换姿势时，要注意避免扭转背部，并避免仰卧起坐。

如何在床上起身？

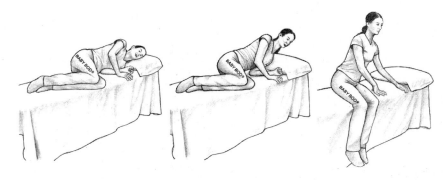

1. 在完成身体的翻转后，确保你已经转到床边儿了。轻轻地呼气，同时用手臂撑住身体，用上面的胳膊做杠杆，下面的胳膊肘压住床，然后侧身抬起身体（就像插图上示意的那样）。

2. 当你部分起身后，将腿从床沿向下放，在你继续支撑身体起身到坐起来的过程中，将脚逐渐落在地面上。在你起身的过程中，继续呼气。在起来时注意不要扭转背部。

如何从床上（或椅子上）起身站起来？

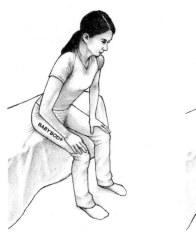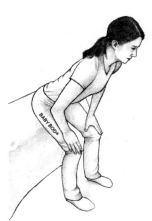

当你从床上或从椅子上站起时，有这样一个简单的减轻腹部和盆底压力的方法。在整个产后恢复期，你需要养成这个习惯从而持续地保护盆底肌肉。

1．将身体溜到床沿。确保你已经坐在了合适的边缘位置上，可以让双脚踏实地落在地面。

2．当你已经坐在很边缘的位置时，身体前倾，将身体重量落在双脚上，双手放在大腿上。

3．起身时屈身，手臂压住大腿的同时用嘴轻轻呼气，同时臀部抬起离开床。

4．利用手臂和腿的力量从床上或者椅子上站起来。在离开床之前，保持屈身前倾的姿势。当将身体的重量全部落在双脚时站直。

分娩后，尝试穿轻量梯度加压的收紧支撑衣或使用裹腹带来为腹部提供额外的支撑。

分娩后从外部为腹部和骨盆提供额外的支持（阴道分娩）

分娩后，女性的肚子与盆底需要特别的支持。我在前面的章节已经讲过，因为孕产，腹部与盆底的结缔组织被过度地拉伸，变得薄弱。你可以通过穿医疗级的梯度加压支撑衣（轻量加压收紧，切忌过度紧压）为腹部和盆底提供额外的支持（我不是指那种很紧的塑身衣）。在身体恢复之前，通过穿恰当的收紧衣可以受益，这包括：

- 轻量加压（收紧）可以促进淋巴循环，进而加快恢复进程。促进淋巴循环还可以使身体的水肿尽快消退。
- 加压收紧可以帮助减轻疼痛。
- 松紧带可以帮助肌肉记忆。在给予一点"协助"的前提下，被过度拉伸的肌肉可以更快地恢复。在产后，每天穿戴恰当加压收紧的支撑衣（轻量的医疗级加压收紧），穿三个月时间，可以帮助曾被过度拉伸的肌肉"记住"这种收缩与拉紧，再次可以提供恰当的支持，维持内脏器官在原来的位置上。[3,4,5]

需要提醒的是：不要犯这种错误，即使用很紧的塑身衣来替代这种轻量梯度加压收紧的支撑衣。市面上的很多塑身衣过紧，它会替代腹肌的工作，最终使得腹肌变得薄弱，不利于平复腹部，甚至造成盆底器官脱垂。当然，特殊情况下，你每天可以穿塑身衣几个小时，但绝不能整天穿着或把它当成是"产后修复"。

那什么样的支撑衣最好？我将在下面讲述。此外，我建议你到 www. Baby BodBook. com 网站上看一看，找到我给出的最新的建议。在本书出版上市前，我评估了市场上很多针对孕产女性的支撑衣，结果不太令人满意。那些支撑衣或者是没有加压收紧的作用，或者是太紧。不过，现在我有好的推荐。我经常搜寻最新的孕期与产后产品，并及时地更新我的网站信息（如果你发现了什么非常好的产后支撑衣，也请通过我的网站告知我，让我们一起将这些有价值的信息传递给产后妈妈或者其他将要做妈妈的女性）。

可以考虑的支撑衣：

Baby Bod® 裹腹带

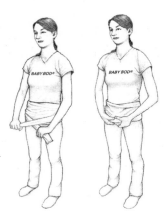

可以尝试的一种支撑衣是 Baby Bod® 裹腹带，裹在骨盆与小腹部位。许多世纪以来，美洲中部玛雅妇女在产后这样裹腹 3～4 周，用于支持子宫和肚子。我建议你在产后使用一个月到六周的时间。在白天站着来回走动的时候使用，当坐下来或者睡觉时则不要使用。当你坐下来时，你应该将裹腹带松解开来，站起来时则重新绑好。所以，比起成品的加压收紧短裤，你可能会觉得这不是很方便。另一方面，在热的地方，你可能觉得穿收紧短裤更舒适一些。裹腹带在产后早期可以提供恰当的支撑。要了解更多相关信息，请浏览我的网站 www. BabyBodBook. com。在这个网站上，你可以学习如何使用 Baby Bod® 裹腹带。

如果你决定使用裹腹带，不可以与我下面要介绍的加压收紧短裤一起用。这两者可以交替使用，而不是叠加使用。

医疗级加压收紧短裤

另一种支撑衣是高腰医疗级的加压收紧内裤，这种支撑衣是由轻量、梯度加压收紧材料制成的，可以在分娩后马上使用。理想的支撑衣看上去是一条高腰短裤，高腰达到乳房下面的胸部位置。加压收紧的效果应该是底部更紧而上面相对松一些。我的研究显示，理想的情况应该是：短裤底部提供 2 千帕的压力，由下而上到高腰处压力递减到 1.6 千帕的压力。[5]市面上轻量、医疗级、梯度加压收紧的短裤不多，所以，你要在购买前进行搜索。

尽量在白天的时候穿这种加压收紧短裤，每天穿 10~12 小时，在产后至少持续穿 6~8 周。但睡觉时就不要穿了。

弹力 T 恤衫

另外一种选择是穿可以提供医疗级梯度加压的弹力 T 恤衫或背心，加压收紧效果应该类似于上面介绍的高腰收紧短裤。理想的加压效果应该是 T 恤衫底部更紧（压力大约为 2 千帕），从下到上压力递减（胸线下面的收紧压力为 1.6 千帕左右）。

在你考虑购买这种收紧支撑衣时，你要意识到你不仅可以在产后 6~8 周以内穿用，很多女性会在产后三个月内一直使用加压收紧支撑衣，尤其是在她们有腹直肌分离问题的情况下。[B]我介绍的这种支撑衣是由轻量加压收紧材料制作而成，所以不会有弱化腹部肌肉的风险。如果你是母乳喂养而且存在腹直肌分离，可以考虑在整个哺乳期（不论你的哺乳期有多久）、在做有风险的体力活动时持续使用支撑衣，并在孩子断奶的三个月以内持续使用。在你身体激素恢复到正常水平之前，这可以为你的身体提供额外的支持，等激素恢复到正常水平后，身体的结缔组织会逐渐得以强化。在分娩几个月后，你没必要一天到晚穿着支撑衣，但在运动、提拉或捎带重物，或需要长久站立时最好穿上支撑衣。

B 腹直肌分离是腹部肌肉的分离，在产后妈妈中比较常见。想要了解更多有关腹直肌分离的信息，请翻到第十章查看。

需要避免的两种收紧衣

并不是所有收紧衣都可以用于产后"妈咪肚"的修复。我已经解释过为什么紧缩塑身衣不可以替代轻量、医疗级的加压收紧衣。此外，在这里，我强烈建议你要避免两种收紧衣。

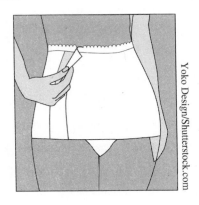

束腹带

"绝对不要用收得很紧的束腹带！"

绝对不要用收得很紧的束腹带。这种束腹带收太紧，完全替代了腹部肌肉的作用，最终将导致腹肌的弱化。要让产后肚子变得平坦，你需要加强而不是弱化你的腹部！束腹带不会长远地帮你保持腹部平坦。长期来看，它会引起更多副作用，使得"妈咪肚"更为严重。

你可能从一些名人辣妈或者一些好心的健身专业人士那里听说过束腹带，那些人本意都是好的，但她们显然缺乏对女性核心肌肉运作功能的全面理解。现在还有一些公司甚至出版畅销书推荐女性在产后使用束腹带来缩小肚子。但在此我要强调，你应该清楚真相。

注意： 有可能某些情况下，因为医疗需求，你可以使用束腹带。如果你是这样的情形，你要跟自己的医护专业人员讨论这些关于束腹带的信息。在跟医护专业人员讨论之前不要购买和使用束腹带。

弹力束腹绷带

现在，请拒绝弹力束腹绷带。我发现市面上的弹力腹部绷带都不是用梯度加压材料制作的，而且很多都非常紧。所以在此提醒你：即使这种支撑衣物看起来很舒适，它将造成更多危害而不是益处，时间久了，它将慢慢地弱化你的腹部肌肉。

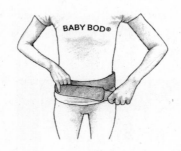

骨盆带

在分娩一天或两天后，你可以开始使用骨盆带。骨盆带是捆在腰部以下，收紧在骨盆部位的，它能够对不稳定的骨盆和弱化的核心肌肉提供额外的支持作用。产后骨盆一般"不是很稳定"，骨盆带有利于避免或减轻骨盆疼痛同时改善其功能性。你可以在产后日常活动时使用骨盆带，也可以在产后锻炼时持续使用骨盆带。有一些女性感觉在睡觉时使用骨盆带，可以在她们翻身或是从床上起来时避免疼痛。注意：骨盆带可以与加压收紧短裤同时使用（将骨盆带绑在短裤外），但是骨盆带不可以与裹腹带同时使用。

直腿抬高试验：核心稳定性测试能够帮你确定骨盆带对你是否有用。在第五章你可以找到直腿抬高试验的指导。但是，如果你在分娩时经历了Ⅲ度或Ⅳ度撕裂或会阴侧切，你必须等产后6周检查检验合格后才能做这一项测试。针对这些妈妈，我建议你在这之后进行测试，确定骨盆带是否有帮助（想要了解更多关于骨盆带的指导信息，可以登录 www. BabyBodBook. com 网站查看）。

盆底支撑带

盆底支撑带可以为骨盆下面提供向上的支持。它可以通过支撑盆底促进分娩后的修复，让软组织在被支撑的情况下进行修复。这种支撑带最初是为了减轻骨盆下面静脉曲张而设计的，但它也可以用于控制产后会阴部位的疼痛。一些女性告诉我，使用盆底支撑带可以减轻她们产后经历的"脱垂"感觉。[c]因为盆底支撑带将"骨盆下面向上提升"，为盆底器官提供了额外的支持作用。

C 这种"脱垂下来"的感觉通常是盆底器官脱垂的症状，我在第七章有过详细的讲述。如果你真的有这种感觉，你应该告知你的医生或助产士。

只要支撑带不会增加撕裂与会阴侧切部位的疼痛，你可以在分娩后一天到两天开始使用。为了让盆底支撑带穿着更舒适，你可以在盆底与支撑带之间放一片卫生护垫。

什么时间开始锻炼是安全的？

大多女性被告知应该在分娩后 6 周以内尽可能地休息。这也是在 5 年以前，我一直对我的顾客所讲的，主要是因为我不想反对医生或助产士给她们的建议。但是，之后我意识到这样对新妈妈来说并不好。对大多数新妈妈来说，产后随即开始一些温和的运动是安全且有益的。

什么时间开始呢？

如果你所经历的阴道分娩非常顺利，没有经历任何复杂产程或复杂问题，你可以在分娩后一到两天便开始（或恢复）进行预备阶段的训练。你可以在第十一章到第十四章查阅这些锻炼项目。

分娩时经历了Ⅲ度或Ⅳ度裂伤的妈妈，应进行改良的预备阶段训练。

如果你的会阴撕裂很大或者阴道内有撕裂，撕裂到Ⅲ度或Ⅳ度的程度，你需要推迟进行类似于"凯格尔"这样的盆底—核心启动锻炼，直到产后 6 周检查以后，医生检验合格后再开始进行。如果你在分娩后需要缝合，你并不一定是Ⅲ度或Ⅳ度裂伤（看下面的表格）。你最好询问助产士或医生裂伤有多深以及裂伤有几度。在盆底—核心启动章节我会有更多讲解。

同时，如果你有Ⅲ度或Ⅳ度裂伤，你需要在产后 42 天以后，经医生检验合格才能开始进行直腿抬高测试—核心稳定性测试以及腹直肌分离检查。关于这些测试，可通过下表了解更多信息。

｜ 会阴及阴道裂伤 ｜

- 很多女性在分娩过程中发生会阴（阴道口与肛门之间的区域）裂伤和/或阴道裂伤。对于第一次生育的妈妈来说，相对更容易发生。裂伤的程度可以度量，从轻微的裂伤到盆底肌和/或肛门括约肌（肛门周边的肌肉）的深度裂伤。

- Ⅰ度裂伤是发生在会阴和/或阴道口最外缘和阴道口外围组织的裂伤。Ⅰ度裂伤不殃及盆底肌肉。

- Ⅱ度裂伤更深一些，殃及部分盆底肌。Ⅱ度裂伤需要缝合，并且需要几周时间进行愈合。

- Ⅲ度裂伤发生在阴道、会阴以及盆底肌，并延伸到肛门括约肌。Ⅲ度裂伤需要缝合修补，需要几周时间进行愈合。在进行修复愈合的时间段和在疤痕组织形成之前，需要遵循一些注意事项。
- Ⅳ度裂伤是更大的裂伤，伤及很大一部分肛门括约肌。这需要缝合，需要更长的时间进行愈合。在进行修复愈合的时间段、在疤痕组织形成之前，需要遵循一些注意事项。

关于步行

开始每天先步行两次，每次 10 分钟左右。之后逐渐增加步行时间到每次 30 分钟，每周几次。如果你感觉哪一天一次走不了 30 分钟那么长时间，你可以尝试走多次，每次走 10 分钟。

在产后 6 周以内，我建议你尽量避免走户外的斜坡或颠簸不平的道路。在产后 6 周检查合格以后，再尝试恢复行走在任何道路上。

当你尝试恢复一些活动时，你可能会发现使用骨盆带有助于预防或减轻骨盆与腰背疼痛。事实上，很多妈妈发现特别是在产后最初几个月以内，在她们使用椭圆机或在一些倾斜或不平坦的表面运动时，骨盆带很有帮助。她们发现在核心力量重建之前，骨盆带可以为身体提供额外的支持。

简单的自我评估测试

直腿抬高测试—核心稳定性测试

如果你是阴道分娩，分娩过程很顺利，未曾经历复杂困难的产程，那么你在分娩后不久就可以进行这一测试。如果你有大的裂伤（Ⅲ度或Ⅳ度）、会阴侧切，或者是剖宫产，你需要在产后 6 周检查合格以后再进行这一测试。直腿抬高测试—核心稳定性测试的目的有两个层面：它可以帮你确定核心肌肉对躯干的稳定能力，还可以帮你确定骨盆带是不是能起到效用。

你可以回顾第五章的内容学习如何进行这一测试，并在工作表格中记录你的测试结果。

腹直肌分离检验

这个检验是检验位于"六块肌"（腹直肌）中间的结缔组织是否足够紧实，是否可以为你的肚子提供足够的支持作用。如果结缔组织过于松弛，会引起难看的"妈咪肚"。

如果你是阴道分娩，分娩过程很顺利，未曾经历复杂困难的产程，最早可在分娩48小时以后进行这个检验。如果你有大的撕裂（Ⅲ度或Ⅳ度），会阴侧切，或者是剖宫产的，产后6周以内不要做这个测试。你需要在产后6周医生检验合格并告知你可以进行锻炼时再进行这个测试。

请在第七章查看如何做腹直肌分离检查。你可以在相应的工作表格中记录你的检验结果。

产后随即看物理治疗师的好处

作为物理治疗师，我写的这本书至少在某种程度上对你起到"虚拟物理治疗师"的作用，你也得到了很多有循证依据的建议。但是，如果你想获得理想的照护，最好在产后随即看物理治疗师。

在产后一周以内去看物理治疗师似乎不常见，但这是你应该去做的。这可以帮你确定骨骼和肌肉是否排列良好以及是否有效运作，只有这样身体才能更快地自我修复。我一直建议我的那些在孕期的顾客记得在生完孩子后尽早来找我做检查，最好是在分娩后一周以内或一周左右的时间。那些接受我建议的妈妈，一般会更为顺利而且更快地实现产后恢复。

你在做产后检查时，物理治疗师可能会做一些徒手处理，或者帮你判断哪里需要额外的支持，比如说骨盆带给以骨盆的支持。你也可以复习预备阶段的锻炼项目，带着本书与你的物理治疗师进行讨论并检查你的动作操作是否准确。在分娩6~8周以后，能够再回来找物理治疗师做检查结果会更好。那时，你差不多能够为自己的恢复做出训练计划了。如果你身上有疼痛，那在产后6~8周的例行检查之前，你或许需要多看几次物理治疗师。

进行自我按摩来加快身体恢复

自我按摩是一种让自己感觉更舒适的简单方法。所有产后妈妈都可以通过进行自我按摩而受益。即使你已经生完孩子几个月甚至几年了，通过自我按摩你仍然可以受益。按摩可以用来缓解因为产后病症而引起的不适，比如便秘、腹直肌分离、腹部与会阴部位的疼痛等。[6,7]你会发现这些按摩都很好操作，而且非常有益。

我向你介绍的按摩是循序渐进的。你在做按摩时，不该引起疼痛。在开始时可能会感觉有些不适，你不能按压过重以免疼痛或在疤痕周围产生灼烧感。

随着时间的演进，你可以逐渐加大按压力度，但也需要保持在身体可承受的范围内。不要强迫，适度最好，做多了并不一定好。

腹部按摩

按摩腹部可以帮助加快恢复，促进腹部肌肉重新开始有效地运作。

我会教你三种腹部按摩方法：第一种，腹部打圈按摩和皮肤滚动推拿按摩，促进血液流动与身体康复；第二种是预防便秘的；最后一种会帮助腹直肌分离的修复。

阴道分娩后的妈妈可以在产后不久便开始尝试腹部按摩，但要注意我下面讲的循序渐进的方式。你也可以推迟到感觉身体没那么酸痛之后再开始进行按摩。要确保开始时用力轻，按摩时不要引起疼痛。之后，逐渐地加大按摩力度到自己能耐受的最高强度。在产后最初几周，可进行腹部打圈按摩、腹直肌分离按摩与预防便秘的按摩。以后，可以增加皮肤滚动推拿按摩。你可以在看电视或听音乐时进行按摩。

第 1 周

腹部打圈按摩

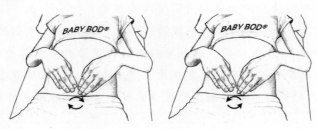

- 将两手放在一起，手指并拢伸直。用并拢伸直的手指轻轻按压肚脐下面内裤腰线的位置。
- 从腹部的一侧开始轻轻按压，一边按摩一边移动到另一侧（如上图所示）。
- 往下轻轻地按压，开始轻柔地画圈，先按顺时针方向画圈，之后按逆时针方向画圈。不要引起疼痛。在你按时针移动的同时，你应该能感觉到皮肤被轻轻拉起。
- 进行这样的按摩 1 分钟。
- 之后将手指移至腹部中间，在肚脐下面内裤腰线的位置，重复以上操作。

- 之后将手指移动到腹部的另一侧，继续按摩 1 分钟。
- 之后将手指移动到肚脐上面 5 厘米左右的位置，在三个不同位置重复以上按摩，一处在肚脐的左侧位置，一处在肚脐的中心位置，一处在肚脐的右侧位置。
- 每天进行 6 分钟左右这样的按摩，持续按摩一个星期，之后按第二阶段的按摩指导进行按摩。

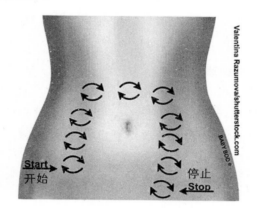

预防便秘的按摩

预防便秘的自我按摩很容易操作。如果你是阴道分娩的，你可以最早在产后一天就开始尝试。它是在小腹进行的按摩，按顺时针方向画圈移动，走完小腹大约要完成在十个点位上的画圈，预防便秘的按摩可以促进肠道内容物的蠕动。

- 躺在一处像床上一样舒适的地方，将一个枕头放在膝盖下面。
- 将 2 ~ 3 根手指放在腹部右下方的位置（如上图所示），这是第一个按摩点，稳定地轻轻地按压，如果你感觉到痛，则需要减小按压的力度。之后保持这个力度，手指按顺时针画圈按摩大约 10 秒钟时间（注意：不要以逆时针走向画圈）。
- 移动到下一个按摩点位，重复以上操作。
- 慢慢地保持顺时针按摩，朝上往肋骨方向画圈，然后经过腹部中间位置移动到左侧，向下按摩到骨盆位置的左侧。完成整个一圈腹部按摩大约需要 1 分钟时间。
- 重复从右向左顺时针按摩数圈，每天进行一次这样的按摩。

第 2 ~ 4 周

腹部画圈按摩

如同第 1 周时的腹部画圈按摩，在腹部六个区域继续施加这样的按摩，按压力度比之前要大一些，但也不要引起疼痛。顺时针与逆时针画圈交替，总共进行 6 分钟的按摩。先以舒适的力度进行一周的按摩，在接下来到第 4 周的中间时期逐渐地增加力度，直到自己能承受的不疼痛的力度。如果感觉到痛，则需要减轻力度。

针对腹直肌分离的按摩

你知道吗？自我按摩可以帮助腹直肌分离的恢复（请查阅第七章内容了解有关腹直肌分离的信息）。在我的诊所里，那些学习并进行自我按摩的女性通常会更快地恢复，而且能够更容易地"激活"核心肌肉。如果你是阴道分娩的，在产后几天便可以进行这样的按摩处理。

记得不要使用太大的按压力度以免引起疼痛。如果身体某些点位感觉到痛，也并非不寻常。在你做按摩时，注意在这些部位按压力度要小一些。

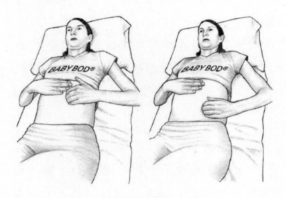

针对腹直肌分离的按摩

- 当用一只手做按摩时，将另一只手平放在肚子上胸骨下面的位置，轻轻地向下按压稳住皮肤（如上图所示）。
- 按摩这只手的手指保持并拢。将手指放在离腹部中线 7 ~ 8 厘米的部位（如上图所示）。这只手将按摩一侧的腹直肌。
- 将手指从上向下移动至内裤腰线，轻轻地按压皮肤，并保持一致的按压力度，你会感觉好像向下"牵拉"皮肤。在你牵拉皮肤的同时，可能会有一点发热的感觉，这是做按摩要达到的效果。这虽然正常，但是要注意不要超出发热的程度，防止用力过度引起疼痛。

- 每天在腹部两侧进行 10 次这样的按摩，直到腹直肌分离的恢复。

第 5~12 周

腹部打圈按摩：按照前面介绍的方法继续按摩。

针对腹直肌分离的按摩：按照前面介绍方法继续按摩。

腹部皮肤滚动推拿按摩

在产后 4 周时，继续进行上面讲述过的腹部打圈按摩，同时增加腹部皮肤滚动推拿[D]（在产后 4 周之前不要做这种推拿）。

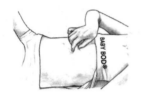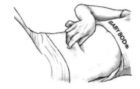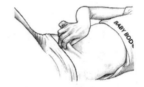

腹部皮肤滚动推拿按摩

- 做滚动推拿按摩，要先用大拇指和其余手指轻轻地捏住肚子上一把皮肤。
- 然后将捏住的"一卷肚皮"向内裤腰线的方向滚推。要用大拇指将皮肤向耻骨卷推。用大拇指向下卷推，直到手指"走过"内裤腰线。注意不要引起疼痛（请看示意图）。
- 先在腹部中间位置进行滚动推拿，之后在腹部右侧进行，然后再在腹部左侧进行。
- 尝试进行 1~2 分钟这样的推拿按摩。

盆底按摩

产后很多女性在盆底或阴道内存在裂伤。这些区域通常需要缝合，之后愈合形成疤痕。你可以尝试以下介绍的两种会阴（盆底）按摩方法（在产后 6 周检查之后），促进伤口自然愈合。

D 皮肤滚动推拿可能会非常不舒服。如果你感觉很痛，你可以通过抓捏少一点的皮肤将幅度减少一些，同时手指不要按压太重。

第一种按摩适用于撕裂或会阴侧切疤痕组织的处理，第二种按摩方法适用于缓解由于肌肉"触痛点"引起的盆底痛。你需要等到产后 6 周检查时医生或助产士告知你已经完全愈合之后，再做盆底按摩。

会阴疤痕组织按摩

这种按摩适用于会阴和盆底肌撕裂或会阴侧切后形成的疤痕。应在产后 6 周医生检查合格后才可以进行会阴按摩（在开始尝试按摩之前，要确保伤口已经愈合。我同时建议你在做按摩时使用一些按摩润滑油）。

以下是操作方法：

- 用手指轻轻地抓住疤痕组织，好像你正在轻轻地掐拧一道皮肤。
- 用指尖轻轻地"拧卷"疤痕 1~2 分钟，确保从整道疤痕的一端到另一端一边按摩一边移动。
- 每道疤痕按摩 1~2 分钟的时间。
- 每天坚持按摩，直到疤痕变软，变得更柔韧，而且再也没有痛感。

盆底触痛点按摩

这是一种缓解会阴、阴道和盆底肌疼痛的按摩良方。这也有利于减轻有些人原来可能存在的同房痛问题。请等到产后 6 周以后再做盆底触痛点按摩。你可以使用"S"形的按摩棒或用手指进行触痛点的按摩（你可以在我们的网站上查找到这种按摩棒，或使用谷歌搜索"盆底按摩棒"）。

- 手指轻柔用力查找会阴部位或盆底旁侧按压疼痛的点，会阴部位就是阴道口与肛门之间的区域。你可能发现阴道内部也有疼痛的点。
- 一旦你查找到疼痛的点（触痛点），用手指或按摩棒轻柔地按压这个点位大约 2 分钟的时间。
- 注意按压力度不要太大，这种按压的力度应让你感觉疼痛增加了一点，而不是很多。当你继续保持按压，疼痛会开始逐渐地消减。如果疼痛增强，那么你应该减轻按压力度或者停止按压那个点位，等第二天或第三天再尝试处理。
- 之后继续查找更加疼痛的点位（触痛点）。按压新的触痛点保持 2 分钟左右的时间，之后再释放（如上）。
- 在隔天重复操作时，尝试从不同的角度交替按压触痛点。
- 尝试每天这样操作，直到疼痛消退。

● 注意：可以使用"S"形的按摩棒来代替徒手处理，这种按摩棒就是专门为盆底按摩处理设计的。

┤ 女性阴道分娩后自我照护小结 ├

尝试：

1. 不要进行类似仰卧起坐或卷腹的运动，以避免施加额外的压力到腹部和盆底肌（请查看第十章了解仰卧起坐的副作用）。
2. 使用冰敷手套、温水坐浴和妇科部位冲洗瓶来缓解疼痛。
3. 得到医生许可后尽早下床，开始小幅度的步行。
4. 增加膳食纤维的摄入并运用良好的排便姿势，以预防便秘（在第七章中有讨论）。
5. 使用外部支撑衣物如裹腹带，或者医疗级梯度加压的支撑衣，来减轻疼痛并加速恢复。骨盆带和盆底支撑带也会有所帮助。
6. 在产后一天左右开始进行预备阶段的训练。
7. 当你喂奶或喂奶粉时，使用枕头支撑宝宝的身体。
8. 在分娩几天后进行腹部自我按摩（如上面所述）。
9. 在产后6周检查以后，开始进行会阴按摩。
10. 在任何时候使力气时，避免屏气。

我希望你感觉到成就感，享受亲抚孩子的每时每刻，而不是在质疑为什么空空的肚子看上去还像一个有点瘪的篮球。要有耐心，你的小腹会恢复平坦的。同时，记得不要称体重（阅读第二章内容，了解"为什么要避开体重秤"）。记得每天步行两次，这会让你在后期称体重时对上面的数字感觉好很多。

步行是你后面将要学习的整体锻炼中的一部分。你若是阴道分娩，则可以跳过下一章的内容，直接阅读第十章，下一章的内容是针对剖宫产妈妈的。

请一定记得抽出时间每天进行两次步行锻炼。

本章参考文献

1 Renfrew MJ, Lang S. Do cabbage leaves prevent breast engorgement? A randomized, controlled study. *Birth*. 1993;20:2. doi: 10. 1111/j. 1523 – 536X. 1993. tb00418. x.

2 Roberts KL, Reiter M, Schuster D. A comparison of chilled and room temperature cabbage leaves in treating breast engorgement. *Journal of Human Lactation*. 1995. 11 (3): 191 – 4. doi: 10. 1177/089033449501100319.

3 Sawan S, Mugnai R, de Barros Lopes A, et al. Lower – Limb Lymphedema and Vulval Cancer: Feasibility of Prophylactic Compression Garments and Validation of Leg Volume Measurement. *Int J Gynecol Cancer*. December 2009; 19(9):1649 – 1654; doi: 10. 1111/ IGC. 0b013e3181a8446a.

4 Cheifetz O, Lucy SD, Overend TJ, Crowe J. The Effect of Abdominal Support on Functional Outcomes in Patients Following Major Abdominal Surgery: A Randomized Controlled Trial. *Physiotherapy Can*. 2010 Summer; 62(3):242 – 253. doi:10. 3138/ physio. 62. 3. 242.

5 Annoni F, Pasche P, Torre R, De Stefano A, Annoni GA, Lucci C. Class 2 Compression Stockings According to ENC Standard with Innovative Features. *Minerva Cardioangiologica*. 2006; 54(3).

6 Lewit K, Olsanske S. Clinical Importance of active scars: abnormal scars as and the cause of myofacial pain. *J Manipulative Physiol Ther*. 2004, 27(6): 399 – 402. http://www. eugenept. com/pdfs/clinicaimprtance. pdf.

7 Arung W, Meurisse M, Detry O. Pathophysiology and prevention of postoperative peritoneal adhesions. *World J Gastroenterol*. 2011; 17(41): 4545 – 4553. doi: 10. 3748/wjg. v17. i41. 4545.

第九章　剖宫产后的自我照护

　　如果你是美国 1/3 的女性，或其他地方更多女性当中选择了剖宫产的一员，你要知道，你可以安全地进行锻炼。但是，如果你是近期进行的剖宫产，你可能需要等稍长一点的时间再开始进行其中的某些项目。我在下面内容中会强调一些事项，并帮你制订适用于你本人的锻炼计划。

　　进行剖宫产不是件轻松的事，特别是在开始时。经受了妊娠期很多不适的变化，之后又进行了一项大手术，现在你一定很期待身体尽快恢复到正常状态。但身体不可能立即就恢复，如果不是第一次剖宫产，那你应该已经非常清楚了。你需要有耐心，身体的自然恢复总是需要时间的，不过有一些巧妙的方法可以加快自然愈合。知道什么时候该做些什么和不该做什么，这非常重要。

知道什么时候该做些什么和不该做什么，这非常重要。

　　在本章，我将讲述手术后你如何让自己马上更舒适些，如何开始剖宫产后手术疤痕的愈合锻炼，这些方法可以帮你加快恢复。如果你是在产后好几个月了才开始恢复锻炼，那么你可以跳过本章大部分内容，但是你一定要进行自我检验和按摩，我会在后面进一步讲解。任何时候开始都不迟。

　　现在我们先开始了解一些常规的小贴士吧。

小贴士1：让自己休息

有可能你并不知道，剖宫产被认为是大手术。任何大手术后都需要时间进行恢复。想想，你是多么期望身体尽快恢复，以便夜以继日地花精力照顾小宝宝。此外，你经历了每一位妈妈产后都会经历的身体变化。

记住，你的腹部和盆底肌肉恢复需要时间。我在第五章讲过，一般来说，需要6周时间完成仅仅第一阶段的软组织（结缔组织）产后恢复。如果你没有母乳喂养，你需要至少另外6~8周的时间让韧带与结缔组织恢复到"正常"（这加起来大约是产后三个月的时间）。但是，如果你是母乳喂养，结缔组织重新恢复到如同孕前一样的支持能力，还需要在断奶后三个月以内的时间继续修复。

在产后六周以内，不要提举或推拉任何比孩子重的物品。

如果这个阶段你不好好照护自己，反倒增加身体负担，那么你的恢复期会拖得更长。这也是为什么你需要对自己以及产后恢复过程保持耐心的原因。千万不要想着立即恢复以前的一些常规运动！要拥抱循序渐进的产后恢复过程。

至少，产后6周要休息，不要工作。尽可能在产后休息三个月（如果可以休息更长时间则更好）。

当你从医院回到家中后，要注意自己的身体感受。如果身体哪里感觉到疼痛、流血很多、呼吸困难，或是开始发烧或头晕，一定要打电话给医生。另外，记得要遵医嘱[A]（但有一个例外，我在后面小贴士3中会讲）。

小贴士2：对于繁重的家务活儿，要找人帮忙

我在前面章节对孕期女性的建议是，对于繁重的家务活儿应该找人帮忙，比如去超市购物以及打扫家里卫生，不要不好意思寻求帮助。你在哺乳期时，要找其他人帮忙拎重物。你应该将这样的提醒植入脑海：在产后六周以内，不要提举或推拉任何比孩子重的物品。

这包括拎沉重的超市购物袋、婴儿推车、洗衣篮等等。另外，在产后6周以内，你不要推重的吸尘器，不要拉很沉的门（在第十七章，我将讲述如何安

A 在你出院之前，你的医生会告诉你如何护理缝线伤口以及你可以和不可以进行的活动。

全地移动，尽可能地让身体少承受压力）。

小贴士3：挤出时间来学习预备阶段的训练项目

大多数医生会建议产后六周以内不要进行锻炼，好让身体进行术后恢复。在此，你可能惊讶地得知你可以在术后进行一些轻柔的运动，甚至最早可以在剖宫产后当天进行。我会在训练计划中为你列出这些项目。不过，在开始进行预备阶段的训练前，我还是希望你询问自己的医生——为更安全起见。在你产后看医生的时候，或在医院里进行恢复时，把训练计划中的轻幅运动项目给医生看，问问医生基于你现在的身体状况是不是可以做这些动作。你也可以问问医生那些缓解疼痛的小贴士（是否有些对你来说不太合适？）并且咨询医生进行自我按摩的最佳时机是什么时候。你要跟医生讲明自己准备进行的训练计划是一位物理治疗师专门为剖宫产后女性设计的。如果你只是问"我能开始体育锻炼吗？"很可能你立即得到的回复是"不可以"。

我来解释下为什么我不推荐剖宫产后完全躺着休息——除非之前你在孕期便有一些问题或发生了术后并发症，必须彻底休息。产后身体需要活动以促进血液循环。如果你太过静止久坐，则会影响血液在身体组织的正常循环，进一步延迟恢复，使得身体感觉僵硬和疲惫。预备阶段的训练项目可以帮你改善血液循环，另外还会提供很多其他益处。

如果你在产后随即开始这些锻炼，你已经抢跑在先，因为你比其他很多妈妈提前6周就开始锻炼了。产后6周，你的肌肉将被"唤醒"，也为后面进行高阶强化训练做好了准备，不像其他那些没有进行过这些锻炼的妈妈，她们可能还没有恢复核心肌肉的功能。接着，在产后6周检查得到医生确认"合格"后，你可以开始尝试第五章中讲过的几项测试（直腿抬高测试和腹直肌分离检验）并逐渐进入高级阶段的强化训练，并开始毫无顾虑地进行腹部按摩。

日常恢复指导

如果你经历了剖宫产，下面的表格将告诉你什么时间可以安全地开始具体项目。同时，我列出了一些产后可以立即采用的让身体感觉更为舒适的小贴士。[B]

B 如果你觉得这个列表看上去很熟悉，那是因为我在前面一章针对孕期女性身体关注部分提到过这些。

- 可微波加热的热敷包。随手使用热敷包可以减轻颈部与腰背部的疼痛。每次使用热敷 15 分钟左右。

- 一些特别的物品可以帮忙支持身体，比如裹腹带、医疗级梯度加压的高腰收紧短裤、骨盆带、盆底支撑带。之后我会进一步讲解。

- 一个小枕头（30cm×30cm）。如果你是剖宫产的，你会发现当你咳嗽时，在床上翻身时，或者起床时，用这个小枕头护住肚子很有用。

- 将两只网球装进直筒短袜里面，用来轻柔酸痛的肌肉。

- 甜甜圈形状的坐垫。

- 坐浴盆。

- 清洗妇科部位的冲洗瓶。

◆ 不同于阴道分娩的妈妈，你需要等几个星期后才能用骨盆带或盆底支撑带。

卷心菜叶可以减轻疼痛，是真的吗？

很多新妈妈说用新鲜的卷心菜叶敷在乳房上，可以减轻乳房肿胀痛。我自己从来都没有尝试过，不过你不妨试一试。

考科蓝妊娠与分娩小组（Cochrane Pregnancy and Childbirth Group）的一项研究显示，卷心菜叶可以减轻很多女性在涨奶时乳房肿胀引起的不适和疼痛，尽管研究人员还不是完全明确其原理。[1]很多妈妈将卷心菜蒸煮后，将其冷却到室温或冷藏。之后将菜叶压碎，叶脉扯断。她们将一些压碎的菜叶放在乳房上保持 20 分钟左右的时间，在涨奶乳房肿胀的时期每天敷 3~4 次。[2]

卷心菜叶里面含有磺胺成分，除非你对磺胺类药物过敏，否则进行这样的操作应该是安全的。你要清楚自己是不是对磺胺类药物过敏（如果你不确定是不是过敏，你可以尝试做一个"皮肤测试"，将一片蒸煮过的卷心菜叶在前臂上，保持 24 小时，观察结果）。

自我照护表格

这里有一张表格，你可以在产后马上使用，并在产后数月以内持续使用。

注意：表格里列出的衣物是建议你使用的，在恢复阶段帮助支持身体。你可能会发现在产后数月甚至几年里，这些衣物都很有用。大多数妈妈会选择对她本人来说最有效的支撑衣。之后我会进一步讲述。

产后恢复阶段	剖宫产
做什么……	什么时间开始进行……
在床上做脚踝运动	产后马上就可以做
温水坐浴	分娩24小时以后（如果需要缓解疼痛的话）先要得到医生许可
步行	产后24小时以内（先要得到医生许可，你也可能需要等到尿袋移除后才能开始尝试走动。不要尝试自己起床。产后第一次下床，需要护士、物理治疗师或者导乐在旁边帮忙）
改良的预备阶段训练动作（你可以在第十一至十四章查看），根据相应的表格了解改良的版本	产后24～48小时以后
加压紧缩袜	产后马上（医院可能会提供一双）
裹腹带：每天裹10～12小时，特别是当你起床走动时。当要你坐下来时，则应该拆下来或进行松解	产后24小时以后
医疗级梯度加压的高腰短裤，每天穿戴10～12小时（在后面可了解更多信息）	产后48小时以后（也可能你需要等再多些天才能穿，等到自己试穿感觉舒服时再开始长时间穿戴）

产后恢复阶段	剖宫产
如果测试下来骨盆带有效的话，当你起床走动时用骨盆带支持身体（在第五章，你可查找到一个快速自我检验的方法，直腿抬高测试—核心稳定性测试，可以帮你确定你是不是适用骨盆带。你应该在产后 6 周检查合格以后，再开始这项自我检验）	等到缝合部位已经拆线，骨盆带不会摩擦缝合伤口时（通常需要 2 ~ 3 个星期的时间）
盆底支撑带，如果需要的话，可以在起床走动时穿戴 10 ~ 12 小时	等到缝合部位已经拆线，骨盆带不会摩擦缝合伤口时（通常需要 2 ~ 3 个星期的时间）
直腿抬高试验—核心稳定性测试（你可以在第五章查看）	产后 6 ~ 8 周得到医生许可以后
腹直肌分离检查（你可以在第七章查看）	产后 6 ~ 8 周得到医生许可以后
腹部按摩 　1. 腹部和疤痕组织打圈按摩（逐渐增加到包括皮肤滚动推拿按摩） 　2. 针对腹直肌分离的按摩 　3. 预防便秘的按摩	除了皮肤滚动推拿按摩，在产后 6 周以后可以开始所有这些按摩。在进行所有其他形式的按摩一个月以后，再开始尝试皮肤滚动推拿按摩
盆底按摩 　1. 会阴疤痕组织按摩 　2. 盆底触痛点按摩	产后 6 周以后再开始

★ ★ ★

　　你可以在 Baby Bod® 网上商店 www. BabyBodBook.com 上找到这些物品。即使你到别处去买我在上面介绍的支撑衣，你会发现这个网站对你来说是一个很有用的参考信息来源。

　　另外，可参考第八章中缓解疼的小贴士。步行和一些简单的活动可以帮助你促进血液循环和预防便秘，也可参考第八章"多活动可以避免身体僵硬与疼痛"的相关内容。

如何在床上翻转身体（用小枕头辅助转身）？

运用下面的技巧和小枕头来预防疼痛。

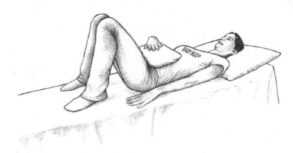

1. 平躺在床上，屈膝。将小枕头抚压在肚子上缝合的伤口上面。用起身相反方向的手按住枕头。为了讲得清楚些，让我们假设你是要从床的左侧起身下来。你要转身到左侧，用右手将枕头捂压在伤口上面。

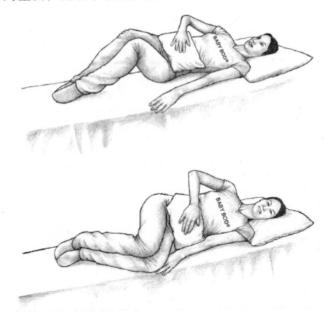

2. 保持捂压，将身体翻转到床边的同时轻轻地呼气（好像你呼气到眼镜片上准备要清洁镜面的感觉）。保持身体挺直，尽量让肩膀与骨盆同时移动（像伐木滚动一样翻转身体）。

注意：记得在床上移动身体或者变换姿势时，采用这样的身体翻转动作。当你变换身体姿势时，尽量不要扭转后背或者做仰卧起坐的动作。

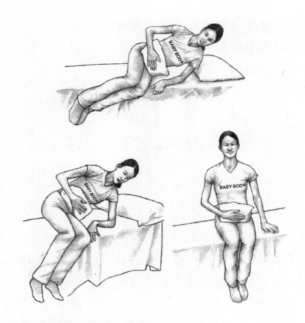

如何从床上安全地起身？

1．在完成身体的翻转后，确保你已经转到床边儿上。继续用右手捂压住枕头，同时轻轻地呼气，用左侧手臂撑住身体，起身。

2．当你部分起身后，将腿从床沿向下放，在你继续支撑身体从起身到坐起来的过程中，将脚逐渐落到地面上（不要屏气，要呼气）。

如何从床上（或椅子上）起身站起来？

当你从床上或从椅子上站起时，有这样一个简单的减轻腹部和盆底压力的方法。在整个产后恢复期，你需要养成这个习惯，从而持续地保护盆底肌肉。

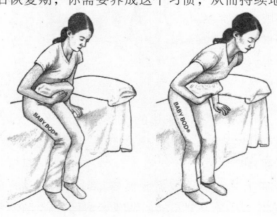

1. 从床上或椅子上起来时，首先将身体溜到床边。确保你已经坐在了合适的边缘位置上，让双脚踏实地落在地面。继续用小枕头捂压住肚子。当你已经坐在床沿儿的时候，身体前倾，将身体重量落在双脚上。用没有拿枕头的手扶住床沿儿。

2. 起身时，继续用小枕头捂压住肚子同时轻轻地呼气。用没拿枕头的手将自己撑起来，在离开床之前，保持屈身前倾的姿势。当将身体的重量全部落在双脚上时，站直。

分娩后从外部为腹部和骨盆提供额外的支持（剖宫产）

剖宫产手术后，医院会提供给你一双加压紧缩袜，看上去像长筒袜。术后穿加压紧缩长筒袜是很有必要的，我在前面讲过，这有利于控制肿胀并预防腿部发生血栓。

术后，医院可能还会给你一件弹力收腹带。我不建议长时间使用收腹带，后面我会解释原因。很多女性可能会感觉在产后第一个星期使用收腹带可以减轻腹部疼痛。但是，你若长期使用这样的收腹带，则不利于产后恢复。

分娩后，尝试穿轻量梯度加压的收紧支撑衣或使用裹腹带来为腹部提供额外的支持。

在剖宫产后的几个星期和几个月内，不仅仅有加压紧缩支撑衣可以辅助恢复。分娩后，女性的肚子与盆底需要特别的支持。我在前面的章节已经讲过，因为孕产，腹部与盆底的结缔组织被过度拉伸，变得薄弱。你可以通过穿医疗级的梯度加压支撑衣（轻量加压收紧，切忌过度紧压）为腹部和盆底提供额外的支持作用。[3,4,5]在身体恢复之前，通过穿恰当的收紧衣，你可以受益。关于如何选择收紧支撑衣和裹腹带，请参考第八章中的详细介绍。

剖宫产后，什么时间开始锻炼是安全的？

对大多数妈妈来说，剖宫产后马上进行类似于书中这样小幅度的运动项目是非常安全而且有益的。大多数人可以在术后马上开始进行预备阶段训练当中的大多数动作（后面表格中会指出哪些训练在产后马上进行是安全的，哪些训练需要等到至少产后 6 周以后）。如果你还在吃止痛药，头昏眼花的，而且感觉术后身体酸痛，那么最好多等些日子再开始进行动作练习。当你感觉合适了，再开始进行练习。记得要慢慢来，遵循动作练习指南中讲过的步骤。

如果你感觉缝合线处有疼痛，你可以将动作幅度稍作调整以避免疼痛。如果在产后 6 周以内，你感觉一些动作做起来不是很舒服，那么应该停止做那些动作，等到你不会感觉疼痛时再进行。刚开始训练时，你可能会感觉有一些酸痛，但随着锻炼的继续你会发现疼痛减轻了。

下面这个表格你参考起来比较方便。

改良的预备阶段训练项目——剖宫产后妈妈（术后 6 周以内）	
做什么……	什么时候开始进行 ……
身体排列检查	在做身体排列检查时，只在不引起骨盆疼痛的范围内活动骨盆，同时尽量采取自然中立的骨盆位置来做骨盆摆动系列动作
呼吸训练	按照指导进行下腹部呼吸和胸廓扩展练习
盆底核心启动	可以在术后 1 天开始尝试。如果你感觉哪里有疼痛，要减轻力度。如果减轻力度后疼痛仍然持续，那么等过 1 天或 2 天后再进行锻炼
热身	在术后 1 天开始轻摇头，下颌收拢，转动肩膀和巴厘舞运动。等到产后 6 周检查以后开始背部拉伸，躯干转动，骨盆摆动，骨盆划圈和骨盆倾斜运动
步行走动	在得到医生许可后，最早在术后一天可开始

什么时间开始呢？

如果你是在过去一周以内经历了剖宫产，你可以从现在到产后 6 周检查这一段时间内，进行改良的预备阶段训练。你可以在第十一章到第十四章查阅这些训练项目。

如果你是在剖宫产几个星期以后但是还没有到产后 6 周，你可以开始做预备阶段的训练直到产后 6 周检查，确保在进行高阶训练前至少进行 1 周预备阶段的训练。

如果你是在剖宫产几个月以后了才开始训练，也要在进行高阶训练—强化锻炼之前，进行一周的预备训练。这可以帮你在进入后期强化锻炼前奠定稳固的基础。

剖宫产后也要进行适当的活动。步行是首选。对于剖宫产后步行的建议请参考第八章中"关于步行"的相关内容。

简单的自我评估测试

直腿抬高测试—核心稳定性测试

如果你经历了剖宫产，在产后 6 周检查医生许可进行运动之前，不要进行这项测试。直腿抬高测试—核心稳定性测试的目的有两个层面。它可以帮你确定核心肌肉对躯干的稳定能力，另外帮你确定骨盆带是不是能起到作用。

你可以回顾第五章的内容学习如何进行这一测试，并在工作表格中记录你的测试结果。

腹直肌分离检查

这个检查是检验位于"六块肌"（腹直肌）中间的结缔组织是否足够紧实，是否可以为你的肚子提供足够的支持作用。如果结缔组织过于松弛，会引起难看的"妈咪肚"。

经历过剖宫产的妈妈需在产后 6 周检查得到医生运动许可后，再进行这项自我检查。

请在第七章查看如何做腹直肌分离检查，并在工作表格中记录你的测试结果。

产后随即看物理治疗师的好处

作为物理治疗师，我写作的这本书至少在某种程度上对你起到"虚拟物理治疗师"的作用，你也得到了很多有循证依据的建议。但是，如果你想获得理想的照护，你最好在产后随即看物理治疗师。

在产后一周以内去看物理治疗师似乎不常见，但这是你应该去做的。这可以帮你确定骨骼和肌肉是否排列良好以及是否有效运作，只有这样身体才能更快地自然修复。我一直建议我的那些在孕期的顾客记得在生完孩子后尽早来找我做检查，最好是在分娩后一周以内或一周左右的时间。那些接受我建议的妈妈，一般会更为顺利而且更快地实现产后恢复。

你在做产后检查时，物理治疗师可能会做一些徒手处理，或者帮你判断

你哪里是否需要额外的支持，比如说骨盆带给以骨盆的支持。你也可以复习书中预备阶段的锻炼项目，带着本书与你的物理治疗师进行讨论并检查你的动作操作是否准确。在分娩6~8周以后，能够再回来找物理治疗师做检查结果会更好。那时，你差不多能够为自己的恢复做出训练计划了。如果你身上有疼痛，那在产后6~8周的例行检查之前，你或许需要多看几次物理治疗师。

剖宫产后缝合伤口的持续护理

在医院时，你会了解怎样保持伤口的清洁与保养，以及需要用绷带包扎多久。当缝线拆掉以后，你应该咨询医生为加快愈合你需要注意些什么。

为了改善疤痕的总体外观，你可以考虑使用高弹硅胶贴片，在社区附近的药店或网上很容易买到。如果你的伤口完全愈合了，你最早可以在剖宫产1个月以后开始使用（如果你想在产后6周检查前使用，应该先向你的手术医生咨询）。要达到效果，每天需要贴12小时，贴3个月左右的时间（但是，如果你是母乳喂养，应该先咨询儿科医生并得到许可后再开始使用）。

进行自我按摩加快产后恢复

自我按摩是一种让自己感觉更舒适的简单方法。所有产后妈妈都可以通过进行自我按摩而受益。即使你已经生完孩子几个月甚至几年了，通过自我按摩你仍然可以受益。按摩可以用来缓解因为产后病症而引起的不适，比如便秘、腹直肌分离、腹部与会阴部位的疼痛等。[6,7,8]你会发现这些按摩都很好操作，而且非常有益。

我向你介绍的按摩是循序渐进的。你在做按摩时，不该引起疼痛。在你开始时，可能会感觉有些不适，但是你不能按压过重以至于疼痛或在疤痕周围产生灼烧感。随着时间的演进，你可以逐渐加大按压力度，但也需要保持在身体可承受的范围内。不要强迫，适度最好，做多了并不一定好。

疤痕组织与腹部按摩

疤痕组织的按摩可以改善疤痕在缝合处的可动性并预防疤痕粘连的形成，疤痕粘连可能会造成疼痛。按摩腹部有助于加快恢复进程，促进腹部肌肉重新开始有效地运作。经历了剖宫产的妈妈在产后 6 周检查之前，以及在得到医生的医疗许可之前，不要进行腹部按摩，尤其不要在此期间按摩缝合伤口处。

我会教你三种腹部按摩方法：第一种主要是针对剖宫产刀口疤痕组织与腹部的按摩，第二种是加速腹直肌分离修复的按摩，最后一种是为了预防便秘。要确保开始时用力要轻，按摩时不要引起疼痛。之后，逐渐地加大按摩力度到自己能耐受的最高强度。你可以在看电视或听音乐的时进行按摩。

第 1 周（在产后 6 周检查以后）

疤痕组织和腹部按摩

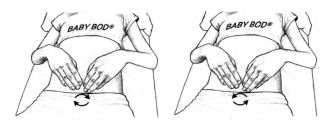

疤痕组织和腹部按摩：采用顺时针与逆时针轻拍的方法

- 将两手放在一起，手指并拢伸直。用并拢伸直的手指在刀口上方 2 英寸（5 厘米）处轻轻地按压。
- 从疤痕的一侧开始轻轻按压，一边按摩一边移动到另一侧（如上图所示）。
- 往下轻轻地按压，开始轻柔地画圈轻拍，先按顺时针方向画圈，之后按逆时针方向画圈，注意不要引起疼痛。在你按时针移动的同时，你应该能感觉到皮肤被轻轻拉起（如果你感觉疤痕周边疼痛或灼痛，应该减轻按压力度到不会引起痛感的程度）。
- 进行这样的按摩 2 分钟。
- 之后将手指从起始的位置移开，移至疤痕正中间上方 2 英寸（5 厘米）处，重复以上操作。
- 然后将手指移动到疤痕的另一侧（在其上方 2 英寸或 5 厘米处），继续按摩大约 2 分钟时间。
- 总共需要按摩肚脐上方三个位置：左侧，中间，右侧。每天总计按摩 6 分钟，坚持按摩一个星期的时间，之后进展到后面介绍的"第 2 ~ 4

周"需要进行的按摩。

针对腹直肌分离的按摩

你知道自我按摩可以帮助腹直肌分离恢复吗(请回顾第七章内容了解有关腹直肌分离的更多信息)?在我的诊所里,那些学习并进行自我按摩的女性通常会更快地恢复,而且能够更容易地"激活"核心肌肉。如果你是剖宫产的,你可以在产后6周例行检查以后,并在你的健康服务提供者明确你的缝合处已经愈合以后,开始进行这样的按摩处理(是的,你可以进行这一项和上面讲述的那一项按摩,而且可以在同一天开始)。

记得不要使用太大的按压力度以免引起疼痛。如果身体某些点位感觉到痛,在你做按摩时,注意在这些部位按压力度要小一些。

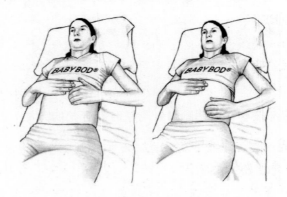

针对腹直肌分离的按摩

- 当用一只手做按摩时,将另一只手平放在肚子上胸骨下面的位置,轻轻地向下按压稳住皮肤(如上图所示)。
- 按摩这只手的手指保持并拢。将手指放在离腹部中线7~8厘米的部位(如上图所示)。这只手将按摩一侧的腹直肌。
- 将手指从上向下移动至内裤腰线,轻轻地按压皮肤,并保持一致的按压力度。你会感觉好像向下"牵拉"皮肤。在你牵拉皮肤的同时,可能会有一点发热的感觉,这是做按摩要达到的效果。这虽然正常,但是要注意不要超出发热的程度,防止用力过度引起疼痛。
- 按摩到缝合线疤痕处时停止。
- 每天,在腹部两侧进行这样的按摩10次,直到腹直肌分离的愈合。

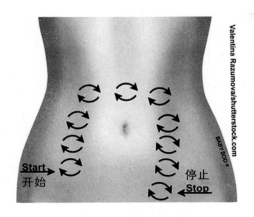

预防便秘的按摩路径

预防便秘的按摩[9]

预防便秘的自我按摩很容易操作。如果你是阴道分娩的，你可以最早在产后一天就开始尝试。它是在小腹进行的按摩，按顺时针方向画圈移动，走完小腹大约要完成在十个点位上的画圈，预防便秘的按摩可以促进肠道内容物的蠕动。

- 躺在一处像床一样舒适的地方，将一个枕头放在膝盖下面。
- 将 2~3 根手指放在腹部右下方的位置（如上图所示），这是第一个按摩点，稳定地轻轻地按压，如果你感觉到痛，则需要减小按压的力度。之后保持这个力度，手指按顺时针画圈大约 10 秒钟时间（注意：不要以逆时针方向画圈）。
- 移动到下一个按摩点位，重复以上操作。
- 慢慢地保持顺时针按摩，朝上往肋骨方向画圈，然后经过腹部中间位置移动到左侧，向下按摩到骨盆内的左侧。完成整个一圈腹部按摩大约需要 1 分钟时间。
- 重复从右向左顺时针按摩数圈，每天进行这样的按摩一次。

第 2~4 周

疤痕组织与腹部按摩

重复第 1 周的腹部画圈按摩，继续在腹部三个区域进行按摩，并且另外再增加三个点位，新增加的按摩点在缝合处下方。这三个新增加的按摩点在第 1

周按摩三个位置的正下方。总共有 6 个按摩点：疤痕上方三个，疤痕下方三个。随着身体的进一步恢复，你可以稍微增加一些按压力度，但不要引起疼痛。在每个点位以顺时针和逆时针方向交替轻敲按摩 1 分钟。每天总共按摩 6 分钟。这样按摩一个星期的时间，之后每周增加按摩的力度，继续坚持按摩到第 5 周。

针对腹直肌分离的按摩：按照前面介绍的方法继续按摩。

预防便秘的按摩：按照前面介绍的方法继续按摩。

第 5 ~ 6 周

疤痕按摩和腹部皮肤滚动推拿按摩

继续进行疤痕画圈按摩（如上所述），总计 3 ~ 4 分钟时间。之后开始增加"皮肤滚动推拿按摩"。[c]

皮肤滚动推拿按摩

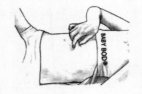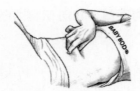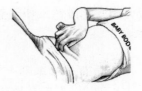

腹部皮肤滚动推拿按摩

- 做滚动推拿按摩，要先用大拇指和其余手指轻轻地捏住肚子上一把皮肤。
- 然后将捏住的"一卷肚皮"向内裤腰线的方向滚推。要用大拇指将皮肤向疤痕方向卷推。用大拇指向下卷推，直到手指"走过"内裤腰线。当你推到剖宫产刀口缝合线位置时停止（见示意图）。注意不要引起疼痛。
- 先在腹部中间位置进行滚动推拿，之后在腹部右侧进行，然后再在腹部左侧进行。
- 在你完成画圈按摩后进行这一项按摩，时间长度为 2 ~ 3 分钟。

C 皮肤滚动推拿可能会非常不舒服。如果你感觉很痛，你可以通过抓捏少一点的皮肤将幅度放小一些，同时手指不要按压太重。

针对腹直肌分离的按摩：按照前面介绍的方法继续按摩。

预防便秘的按摩：按照前面介绍的方法继续按摩。

第 7 ~ 12 周

疤痕按摩和腹部皮肤滚动推拿按摩

继续按照前面介绍的方法进行腹部轻敲按摩。现在你可以在剖宫产刀口疤痕上面进行按摩处理了，从上往下一直按摩到接近下腹部耻骨的位置。当你在剖宫产疤痕处按摩时如果有疼痛或者灼热感，则应停止按摩。等到按摩疤痕不会发生疼痛时再进行按摩，并且在每天按摩时都包括疤痕滚推按摩。这样进行总计按摩 5 ~ 6 分钟的时间。

针对腹直肌分离的按摩：按照前面介绍的方法继续按摩。

预防便秘的按摩：按照前面介绍的方法继续按摩。

盆底按摩

即使未经历阴道分娩，一些剖宫产后的女性也可能发生下面部位的疼痛。下面将介绍减轻盆底疼痛的盆底区域按摩。你要等到产后 6 周检查以后再开始尝试盆底按摩。[7,8]

盆底触痛点按摩

这是一种缓解会阴、阴道和盆底肌疼痛的按摩良方。这也有利于减轻有些人原来可能存在的同房痛问题。请等到产后 6 周以后再做盆底触痛点按摩。你可以使用"S"形的按摩棒或用手指进行触痛点的按摩（你可以在我们的网站上查找到这种按摩棒，或使用谷歌搜索"盆底按摩棒"）。

- 手指轻柔用力查找会阴部位或盆底旁侧按压疼痛的点，会阴部位就是阴道口与肛门之间的区域。你可能发现阴道内部也有疼痛的点。
- 一旦你查找到疼痛的点（触痛点），用手指或按摩棒轻柔地按压这个点位大约 2 分钟的时间。
- 注意按压力度不要太大，这种按压的力度应让你感觉疼痛增加了一点，而不是很多。当你继续保持按压，疼痛会开始逐渐地消减。如果疼痛增强，那么你应该减轻按压力度或者停止按压那个点位，等第二天或后天再尝试按压。
- 之后继续查找更加疼痛的点位（触痛点）。按压新的触痛点保持 2 分钟左右的时间，再之后释放（如上）。
- 在隔天重复操作时，尝试从不同的角度交替按压触痛点。

- 尝试每天这样操作，直到疼痛消退。
- 注意：可以使用 "S" 形的按摩棒来代替徒手处理，这种按摩棒就是专门为盆底按摩处理设计的。

女性剖宫产后自我照护小结

尝试：

1. 不要进行类似仰卧起坐或卷腹的运动，以避免施加额外的压力到腹部和盆底肌（请查看第十章了解仰卧起坐的副作用）。
2. 在手术后前几个星期里，当你要来回走动、咳嗽或打喷嚏，或坐在马桶上大便时，使用枕头来支持腹部。
3. 得到医生许可后尽早下床，开始小幅度的走动。
4. 增加膳食纤维的摄入并运用良好的排便姿势，以预防便秘（在第七章中有讨论）。
5. 使用外部支撑衣物如 Baby Bod® 裹腹带，或者医疗级梯度加压的支撑衣，来减轻疼痛并加速恢复。骨盆带和盆底支撑带也会有所帮助。
6. 在产后一天左右开始进行改良的预备阶段的训练。
7. 给宝宝喂奶时，使用枕头支撑宝宝的身体。
8. 在产后 6 周检查以后，进行腹部自我按摩和盆底按摩。
9. 在任何时候使力气时，避免屏气。

我希望这些小贴士对你有所帮助，使你现在感觉好一些。继续锻炼，感受身体进一步恢复给你带来的成就感，享受亲抚孩子的每时每刻。记得在恢复过程中，一定要保持耐心。

不要一下子用力太猛、锻炼过度。你要按照我给出的针对剖宫产妈妈的那些指导进行。再次重复，如果你在进行操作时感觉到疼痛，应及时停止，可以在后期你恢复得更好时再重新开始。

一定要保持信心，你会恢复平坦的腹部的。同时，不要使用体重计（如果你没有阅读第二章，请翻回去查看"为什么体重计数字没有变化"）。

记得在恢复过程中，你一定要保持耐心。

本 章 参 考 文 献

1　Renfrew MJ, Lang S. Do cabbage leaves prevent breast engorgement? A randomized, controlled study. *Birth.* 1993; 20:2. doi: 10.1111/j.1523-536X.1993.tb00418.x.

2　Roberts KL, Reiter M, Schuster D. A comparison of chilled and room temperature cabbage leaves in treating breast engorgement. *Journal of Human Lactation.* 1995; 11(3):191-4. doi: 10.1177/089033449501100319.

3　Annoni F, Pasche P, Torre R, De Stefano A, Annoni GA, Lucci C. Class 2 Compression Stockings According to ENC Standard with Innovative Features. *Minerva Cardioangiologica.* 2006; 54(3).

4　Sawan S, Mugnai R, de Barros Lopes A, et al. Lower-Limb Lymphedema and Vulval Cancer: Feasibility of Prophylactic Compression Garments and Validation of Leg Volume Measurement. *Int J Gynecol Cancer.* December 2009; 19(9):1649-1654. doi: 10.1111/IGC.0b013e3181a8446a.

5　Cheifetz O, Lucy SD, Overend TJ, Crowe J. The Effect of Abdominal Support on Functional Outcomes in Patients Following Major Abdominal Surgery: A Randomized Controlled Trial. *Physiotherapy Can.* 2010 Summer; 62(3):242-253. doi:10.3138/physio.62.3.242.

6　Berman B, Perez OA, Konda S, et al. A Review of the Biologic Effects, Clinical Efficacy, and Safety of Silicone Elastomer Sheeting for Hypertrophic and Keloid Scar Treatment and Management. *Dermatologic Surgery.* November 2007; 33:11.

7　Lewit K, Olsanske S. Clinical Importance of active scars: abnormal scars as and the cause of myofacial pain. *J Manipulative Physiol Ther.* 2004, 27(6): 399-402. http://www.eugenept.com/pdfs/clinicaimprtance.pdf.

8　Arung W, Meurisse M, Detry O. Pathophysiology and prevention of postoperative peritoneal adhesions. *World J Gastroenterol.* 2011; 17(41): 4545-4553. doi: 10.3748/wjg.v17.i41.4545.

9　McClurg D, Lowe-Strong A. Does abdominal massage relieve constipation? *Nursing Times.* 2011; 107(12): 20-22. http://www.nursingtimes.net/Journals/2013/01/18/m/y/j/290311Does-abdominal-massage-relieve-constipation.pdf.

第四部分

身体训练计划

第十章　锻炼指导

　　恭喜！如果你已经读到这里，对于产后康复以及如何让小腹变得平坦，你已经比一般妈妈多了解了更多的信息。现在我们要进行身体训练方面的内容了。在本章，我们将对训练计划好好学习一番，并且正确掌握各项指导。

　　正如我前面所述，身体训练计划包括两部分。不论你处在生完孩子后什么阶段，你将从预备阶段的训练开始。同时，每天还有步行计划。之后，你将从预备阶段的训练毕业，进入高阶训练—强化锻炼，并且持续进行 6 周时间。在那个阶段，我们将进行你已经知道的比较难的动作练习，并且增加更多的动作训练。这些动作练习，你最好每周进行 3 次，如果你愿意的话，可以每天都进行。

先对核心进行激活会使后期强化训练的效果更好。

两个阶段的训练

　　在第六章，我曾深入讲解过为什么需要两个阶段的训练计划。如我所讲，预备阶段的动作练习可以重新训练和"激活"你的核心肌肉，使得这些核心肌肉以一组肌肉群的形式一起工作，并且与腹外肌有效协同工作。这个阶段的训练非常柔和，以至于它让人感觉一点都不不像"真正"的锻炼。但是相信我，这些训练是有必要的！先对核心进行激活，会使后期高阶训练中的强化练习取得更好的效果。

以这样的方式进行锻炼会逐步由内而外地增强你的身体。它可以帮你在核心肌肉与外层肌肉之间取得平衡，预防你的腹部发生肌肉不协调。这种锻炼使你的深层腹肌更强健，在你强化"六块"肌的同时让小腹恢复平坦。

如果你是一位健身达人，在产后 6 周检查之前，你可能会想要跳过第一阶段的预备训练而直接进入高阶训练，或是直接恢复以前在健身房的常规锻炼。但是千万不要这样做。现在需要一点耐心——按照本书中的训练计划每天动作练习的正确次序——让你总体上获得最快的结果。

恢复是一个循序渐进的过程。产后你的身体不同于产前，你不能一下子跳回到生育以前的那些常规健身项目。训练计划的意义在于为现在的你提供锻炼指导，而不是让你做目前身体不能承受的锻炼项目。在产后 6 周以内，让生育后被过度拉伸的肌肉进行"训练营"式的锻炼项目是不对的，这些肌肉需要先被激活。

现在你需要立即关注的是纠正身体的排列姿势（查看第十一章身体排列检查），重新获得损失了的呼吸容量（查看第十二章呼吸练习进行学习），对紧绷的肌肉进行热身（查看第十三章热身训练进行学习），重新激活你的核心肌肉（查看第十四章盆底—核心启动进行学习），并且进行步行活动，开始柔和地锻炼。我保证，如果你按照这样的方式进行产后恢复训练，你将取得最快最好的结果。

简述

书中的训练计划究竟包括哪些项目，需要多长时间完成，这取决于你自己所处的阶段，从孕期女性到有过生育经历的妈妈，大家所处的阶段各不相同。

- 如果你是在孕期，在进行为期 6 周的高阶训练之前，需要进行至少为期 1 周的预备阶段的动作练习。
- 如果你是产后新妈妈，请在产后 6 周检查之前进行预备阶段的训练，或者至少进行 1 周预备训练再进入高阶训练。
- 如果你是一位经产妇，并且已经过了产后 6 周，在进行为期 6 周的高阶训练之前，你需要先进行为期 1 周的预备阶段动作练习。
- 如果你是产后而且已经完成了初期 6 周的强化训练计划，那么你可以根据自己的意愿继续长期进行高阶训练。

如果训练计划中的一些动作不适合你（考虑到你所经历的不同分娩过程），请放心，在那些动作指导中我会说明。你也可以在下面的表格中了解一些通用规则。请注意阅读这些信息，列出这些信息是为了保障你的安全。

如何按照书中的训练计划进行锻炼？	
如果你是在孕期	在进行为期 6 周的高阶训练之前，进行至少 1 周的预备阶段的动作练习
如果你是产后新妈妈	在产后 6 周检查之前进行预备阶段的训练，或者至少进行 1 周预备训练再进入高阶训练
如果你是一位经产妇，并且已经过了产后 6 周	在进行为期 6 周的高阶训练之前，你需要先进行为期 1 周的预备阶段的动作练习

如果你想取得很好的恢复效果， 步行非常重要。

全套训练计划聚焦

每天进行预备训练计划中的动作练习。我会讲解如何以不同的姿势完成许多动作，比如躺在垫面上，或者站立或步行。这样，你便可以每天"忙里偷闲"，零零总总地完成训练。但你最好是在恢复日常活动之前完成此阶段中大部分的动作练习。这有利于你的身体重新变得协调，保证它在你的一切日常活动时以最佳水平运作，而不是只在锻炼时才良好工作。所以你应该每天保持训练。我的意思是，通过这样的训练，尽可能地以最健康的方式活动和使用身体，使你有足够的能量去做你需要做的事情。

- 每天增加 30 分钟的步行。如果你想取得好的恢复效果，这是非常重要的。你可以在开始时每天步行 5 ~ 10 分钟，之后逐渐增加到每天步行 30 分钟。如果哪天你感觉不能一下子步行 30 分钟，你可以分成三次，每次 10 分钟。

- 在合适的时候（如前面讲到过的）进入高级阶段的强化训练。继续每天进行预备阶段的训练，同时每周增加三次额外的高阶动作练习。如果你感觉有能力完成，可以每天都进行高阶训练中的动作练习。

- 如果你愿意，可以增加健身房的锻炼项目。当你能进行高阶训练时，你便可以恢复一些健身房的训练了。首先练习所有预备阶段的动作作为热身训练，之后再进行强化训练，以 30 分钟的跑步机练习作为结束，或者在你没有远距离步行的日子里进行一些健身器材训练。在如此锻炼 12 周内，不要在你的健身计划中引入负重阻力训练，如举重或复合拉伸机。

你要尽量坚持训练计划并且每天坚持锻炼，即使是零零碎碎地完成那些动作练习。如果你有哪天没有锻炼，你仍然可以取得很好的结果。如果你有好些天没办法进行锻炼，一定不要彻底停止训练计划，之后应尽快地恢复锻炼。在你没有进行锻炼的那些天，在日常活动时，你要确保你能运用良好的身体排列姿势并且运用较好的呼吸技巧，这有利于维持核心的激活，即使你不能进行具体的身体锻炼项目。

你知道吗？

在进行身体锻炼时有漏尿现象发生，这可能比较常见，但这并不是正常现象。

有位女性"超级运动达人"以在进行硬拉力量训练时漏尿为骄傲，最近社交媒体上对这则新闻有很多讨论。这并不好。尽管这是女性可能发生的常见问题，但漏尿并不是正常的。我想说，女性的身体构造在日常活动中不应出现漏尿。漏尿是身体发生状况的一个信号，这或许是因为你在做对于目前身体状况过于挑战的活动。如果你经历过这样的状况，我的建议是：如果你在进行一些活动时有漏尿发生，停止该活动，然后重新进行当时的动作，但是这次要注意采用良好的身体排列姿势（查看第十一章身体排列检查）并且注意在用力时呼气。如果你还是发生漏尿，尝试幅度小一些的动作，比如拎或提轻一点的物体。如果依旧没有缓解漏尿的效果，那么尝试进行本书中的训练计划，然后看看是否有帮助。如果还是不行，则应该去看女性健康照护物理治疗师寻求治疗。

如何取得最佳效果？

1. 按照书中的训练计划给出的顺序进行锻炼。

2．运用正确的姿势，让身体各部位尽可能处于最佳排列。

3．记住正确的呼吸方法。在你进行锻炼时按照指导的方式进行呼吸并且大声数数。

4．不要进行对目前身体状况过于挑战的锻炼项目，不管你有多想做。

5．不要为训练计划"增补"你认为可以加速进展的其他锻炼项目。应该在进行其他锻炼之前，先完成预备阶段的训练和为期6周的高阶训练。很多其他的高强度锻炼，如果你先期做的太多、太早，实际上会得不偿失。

妈妈们在让小腹恢复平坦、进行健身时常犯的两个错误

错误1 仰卧起坐

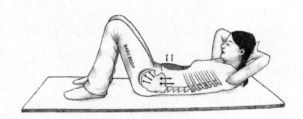

当你在做仰卧起坐或卷腹运动时，施加在腹部的压力增加，形成作用在盆底和小腹的向下和向外的推力。你的盆底肌与深层腹肌需要强有力地自动收紧，就像蹦床一样，来抗衡从上面施加下来的压力。如果你的核心肌肉不能以最佳状态运作，通常是在分娩后，增加的压力会在那个区域磨来磨去，可能造成深层腹肌与盆底肌被过度拉伸并且弱化。因此，会造成小肚子"鼓起"以及增加盆底下垂的风险。这也可能引起更严重的问题，包括膀胱漏尿、盆底器官脱垂、骨盆和腰背疼痛等。

这里还有另外一个问题。在本书前面（第七章）我讲过腹直肌分离是由于腹白线（腹部中央的结缔组织）扩展而引起的。猜猜当你做仰卧起坐时，腹部中央的结缔组织会发生什么？肚子上压力的增加，使得腹白线承受的负荷进一步增加，进而使它进一步向外扩展。这会使得一些女性因为生育而在肚子中央形成的鼓起进一步增大。这意味着，如果做仰卧起坐，你的"妈咪肚"会变得更糟糕。

这是否意味着你永远也不能做仰卧起坐了？重复卷腹对腹部造成长时间的压力，而盆底肌与深层腹肌通常没有被训练得可以耐受这样的压力。这是耐力问题。我个人更喜欢让女性朋友做书中介绍的动作去平坦腹部，而不是进行增

加腹压的动作练习。

如果你不相信，并且特别想要做仰卧起坐或者卷腹运动，那么在确定进行这些动作不会出现腹部鼓起之后再进行。你可以这样来试验。平躺在地板上，将一只手放在肚子上，然后进行仰卧起坐。如果你感觉不到肚子往外鼓或者没有盆底往下鼓的状况发生，那么你可以做一些轻柔的仰卧起坐。但是要确保：如果肚子鼓起，立即停止此项练习。

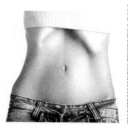

Piotr Marcinski/shutterstock.com

错误2　为了防止肚子往外鼓起而往里吸肚子

是的，我知道很多健康和健身专业人员在他们教授"启动"核心肌肉的课程时，给出这样的建议。他们是好心，却误导了大家。我以前也曾提供这样的建议给别人，直到我完全理解腹部的几层肌肉的协同工作模式。不可以这样做的原因是：将肚脐往脊柱吸，会使得"外层"负责运动的肌肉喧宾夺主，替代深层负责稳固作用的肌肉起作用。这会导致深层肌肉的弱化而不是强化，与核心锻炼想要达到的目的截然相反。

所以，如果你正在参加健身课程或者正在按照健身视频上老师讲的"将肚脐往脊柱吸来启动核心肌肉"，那么请停止。相反，你应该采用良好的身体排列姿势，同时确保轻轻地呼气来激活和"唤醒"你的核心肌肉。

小　结

我希望你为进行这样创新的身体训练计划而感到兴奋，它会由内而外增强你的身体。现在，让我们继续，学习预备阶段训练的第一项"锻炼"：身体排列检查。

A. 预备阶段的训练计划

第十一章　身体排列：
"你的身体各部位是怎样排列起来的？"

　　你想不想让自己马上看起来好似瘦了 2 ~ 3 千克？努力甩掉身上一些赘肉，这真的是对你的外观非常迅速的修缮方案。但体重并不代表所有，如我在第一章核心肌肉部分的讲述，当你的骨骼与肌肉处于最佳排列时，你的肌肉——包括支持肚子的那些肌肉——将更为有效地工作。[1,2,3,4,5,6,7]这些肌肉会帮你把肚子往回收，让你看上去更为纤细。

　　你是如何达到并且保持良好的身体排列的？这是本章中我将要讲述的内容。

　　首先，让我把定义讲清楚些：当我说"排列"时，我是指你的胸腔是怎样摆在骨盆上方的，以及你的骨盆是怎样摆在双脚上方的（请在本章后面查看"小调整，大区别"部分的内容）。

　　然后，我将带你看一个简单的六步骤系列，帮你学习尽可能地实现最为有效的身体排列以及进行身体移动。你需要学习这些，因为你将采用这种身体排列，以此作为"启动"姿势进行后续大部分的锻炼。这有利于你保持正确的身形，对取得好的结果非常重要。

　　这里有一个好消息：一旦你学会了以正确的身体排列移动身体和进行每天的活动，你将激活核心肌肉，就像正确锻炼对核心肌肉的激活一样。设想一下！如果你能认真地将这项锻炼与 Baby Bod® 其他项目一起做，你将以破纪录的速度让小腹恢复平坦。

为什么有一些人很难改变身体排列?

提出这一问题是因为在我的诊所里,我看到很多来寻求治疗的产后妈妈,她们的躯干或臀部的肌肉处于一种"绷紧与收着"的状态,这些僵硬的肌肉使得身体不能灵活调整到良好的身体排列。正常的肌肉具备收缩和伸展的能力,然而,僵硬的肌肉损失了伸展能力。一旦这种状况发生,肌肉的弹性与柔韧性就会下降,引起僵硬和疼痛以及糟糕的身体排列习惯。这将不利于你摆脱"妈咪肚"。如果你有这样的问题,而且你想要平坦小腹,你需要在进行强化训练之前先掌握良好的身体排列方法。将身体排列检查与预备阶段的其他一些训练结合,可以提高相关区域肌肉的弹性和柔韧性。

---| 你知道吗? |---

如果你现在处在孕期,请不要跳过本章。现在学习身体排列检查有利于你提前进入恢复进程。不过,你对这些理论知识了解得越多,你会发现要实现完美的身体排列越难,尤其是当你尝试将胸腔摞在越来越大的肚子正上方时,很难实现完美的身体排列。你需要做的是尽自己所能并且保持耐心,等生完孩子以后会容易很多。

小调整,大区别

看下面的示意图,当你纠正了身体排列之后,自己的样子看上去改善了好多。下面哪张图是你的样子?

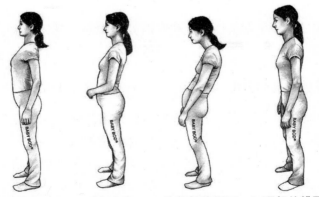

1. 中后背绷紧   2. 臀部绷紧   3. 胸部松垮塌下   4. 理想的排列

姿势 VS 排列

注意我使用的词汇是"排列"（Alignment）而不是"姿势"（Posture）。我选择这样的用语是有原因的。"姿势"主要是某一些具体时刻你如何支撑身体的瞬间。但是，在下一时刻你的身体移动了，姿势也随之发生变化。然而，"排列"是关于你日常无论在活动还是休息时，保证胸腔在骨盆正上方、骨盆在双腿正上方的方式。姿势是静止而且暂时的，排列则是动态的。这意味着随着你的身体移动排列也在变化，甚至在你呼吸时它也处于动态！因为你每天都要呼吸与活动，所以最好关注身体的排列而不是静态的姿势。我知道这可能与你从小听妈妈讲的那些话有冲突："纠正下姿势，站直了，挺胸。"妈妈们的本意是好的，但学过后面的内容后，你则会明白姿势与排列的不同。

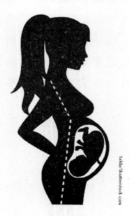

身体排列的变化

图中虚线显示了孕期女性向上和向后倾斜胸部，身体腾出了更多空间容纳不断长大的胎儿。

孕期女性身体排列变化

在我教你身体排列检查之前，我会帮你弄清楚你的身体是如何变化的以及你可能形成的身体排列失调，尤其是当你处于孕期时。

当女性怀孕后，身体排列失调常常会发生。通常出现的情形是这样的：你进入孕后期，你的肚子不断地增大来容纳越来越大的胎儿。到了一定程度，胎儿太大以至于它将身体内的胸膈肌向上和向外顶起，就像上面示意图中一样。因为肚子被填满，身体上面部分不得不被顶起而且向后倾斜，以便腾出空间来

144

容纳胎儿！这样，你的身体学会并适应了将身体上面的部分偏离肚子并往后倾斜。

作为怀孕期间的一种变化，你需要一些措施来保持身体平衡并保持身体直立。你是怎样做到的呢？你学会了"收紧"背部与臀部肌肉来抗衡重力作用，支持不断增大的肚子。跟大多数妈妈一样，在孕期，你将形成一种或两种"排列适应"来帮助平衡孕期肚子的尺寸和重量。最终，这些部位变得僵硬而且经常出现疼痛，并且可能在之后引起更为严重的问题，比如"妈咪肚"、慢性疼痛和失禁。

产后身体排列习惯

在孕期时，你只是尽可能地保持身体平衡。但是，当你生完孩子以后，如果仍然保持这种僵硬的排列形式，那将会怎样呢？很可能你在产后还会保持孕期的习惯，因为产后你的腹部肌肉处于仍被拉伸和薄弱的状态。所以腹部对身体的支持作用减弱，如果不收紧背部与臀部肌肉，保持身体直立会变得比较困难。

许多瘦弱的妈妈来我的诊所寻求治疗时诉说产后身体疼痛、漏尿或"妈咪肚"，甚至在生完孩子几年之后还存在这些状况。我指出她们的那种保持身体排列的方式导致了肚子鼓起，或引起了各种疼痛和失禁，她们非常惊讶。她们在产后走路的样子好像还是在怀孕中。她们还在使用同样的"收紧"或"支撑"模式来支持膨胀的"孕肚"，她们没有学习如何调整到怀孕之前的体态。如果不纠正，这可能在生完孩子之后继续保持许多年甚至数十年。

我的一位新顾客，在此暂且叫她堂娜（Donna），她存在腰背痛问题已经十年了。她曾经在很多医生那里寻求各种各样的治疗，但都没有使疼痛得以永久治愈。她之前的治疗包括姿势纠正、核心锻炼，她甚至进行了很多次脊柱推拿治疗，结果都只是稍微有些改善。

她的身体在移动时还像是在怀孕时的样子。

在她第一次面诊时，我告诉堂娜，尽管她生完孩子都十年了，她的身体在移动时还像是在怀孕时的样子。我给她拍了一张照片，然后使用照片指出她身体排列上的不协调。在她看着自己的照片时，可以看到胸腔与胸向上倾斜，这通常是孕期女性为了腾出身体空间容纳胎儿进行的调整。堂娜非常诧异的同时了解到自己的背部肌肉形成了"收紧"的习惯来支持胸腔与胸的向上倾斜。这些"收紧"的肌肉使得她不能将胸腔摆在骨盆正上方。我告诉她如果她想要消除背部疼痛，她需要学习放松背部肌肉，之后可以改善身体排列达到长久的去痛效果。

在我演示了如何将胸腔重新摆在骨盆正上方之后，堂娜通过想象怀孕之前的体态，很容易地进行了纠正。她可以积极地"放松"绷紧的背部肌肉并且重新排列她的身体各部位。我这时给堂娜重新拍了一张照片，她非常高兴看到现在的样子。在接下来一个月里她又来诊所两次，告诉我疼痛消退了。她特别高兴她的肚子看上去变得平坦了。

在后面，我也会向你演示如何改变身体排列，但是首先我要教你辨别和纠正不协调的排列，它会引起肌肉紧绷。学会这些有利于你在活动时更顺畅更有效率，这也会让你更显瘦！

下面列出了大多数产后妈妈采用的最为常见的不协调排列形式。你可以看看自己更像是哪种类型？或者你的情况包括其中的几种？

1. 中后背绷紧（军姿）

这种不协调的身体支持形式，使得上背部提起并向后倾斜，偏离骨盆。如果你在怀孕时是这样的，那是因为你需要腾出更多的空间容纳不断长大的胎儿。在孕期快结束时，胎儿的大小使得你很难将胸腔摆在骨盆正上方。

为了保持这样"倾斜"的姿势，你中后背的肌肉不得不在这个区域长时间的收紧。这会导致下背部的肌肉变得僵硬，不利于正常有效的活动，同时增加了后背疼痛的可能性。

你猜猜这种排列或绷紧的形式还会造成什么大问题？

答案：中后背绷紧的姿势会影响正常的呼吸方式。当胸部保持军人姿势时，胸膈不能以最大容量工作。胸膈在胸腔里位于骨盆的正上方，在你采用良好的身体姿势时才会发挥最佳工作状态。

2. 臀部绷紧

女性在孕期常常形成这种不协调的姿势，即不自觉地绷紧臀部肌肉来平衡她们身体前面不断增长的重量。盆底的一些部位（后盆腔）也会处于这样的绷紧状态。你的膝盖可能会被过度拉伸，向后弯曲。形成这样的习惯后，会引起膝盖退化以及腹股沟部位、髋和臀部的疼痛。另外，一些臀部绷紧的女性诉说有漏尿、便秘以及性生活疼痛的问题发生。

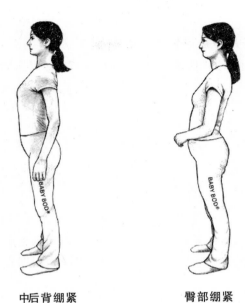

中后背绷紧   臀部绷紧

你是中后背绷紧还是臀部紧绷？或者两者兼具？[A]

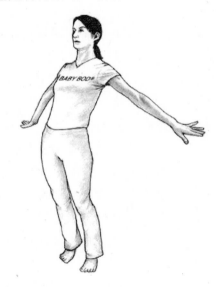

生活在悬崖上

这张图中的女性，她是同时"绷紧"臀部与中后背来保持身体的直立的。

A   如果你发现自己仿佛是"生活在悬崖上"，那么你肯定兼具臀部与中后背两种紧绷形式。

3. 妈妈们：你们是不是"生活在悬崖上"？

一些妈妈习惯于同时"绷紧"臀部与中后背这一混合模式来抗衡重力作用。这导致她们站立的方式像我描述的"站在悬崖边上"，我在下面会做解释。尝试一下：

- 利用脚尖站立，弓起背部，将骨盆向前突出，好像你正站在悬崖上。
- 通过展开双臂尽量保持身体平衡，身形像个十字。设想你的胳臂向外伸展紧贴到假想中的悬崖壁。你在"保住亲爱的生命"！

在你进行这样的尝试时，我希望你能想一想：为了保持平衡防止跌落悬崖，你身体上哪些肌肉被收紧起来。是的：在你高高挺起胸部、膝盖向后打弯时，你的臀部和背部肌肉都在收紧。这种肌肉收紧的习惯在产后可能会继续保持很长时间。

| 你知道吗？ |

当你穿高跟鞋时，你想想身体会发生什么反应？穿高跟鞋会打破身体的有效排列，使得背部与臀部的肌肉保持收紧。这样，也会让你感觉好像是"生活在悬崖上"。

4. 胸部松垮塌陷

还有一些妈妈形成胸部松垮塌陷的习惯，把它作为一种对抗重力保持直立的方式。为了平衡这种姿势，骨盆与颈部不得不向前倾斜，臀部通常被收紧。这会引起颈部、髋和骨盆疼痛以及其他一些功能障碍。我也经常看到很多女性适应了这样的姿势，因为她们没有顾及核心肌肉，只进行强化腹肌的力量锻炼、过度训练腹外肌才会这样。这些我在第六章有过详细解说。

你是不是感觉这听起来有些熟悉？你自己有没有运用这样不协调的身体姿势对抗重力作用来保持身体的直立？如果你不确定，我在后面会讲解，让你学会辨别。

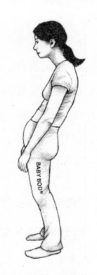

胸部松垮塌陷

如何辨别你的排列不协调?

能够意识到糟糕的身体排列是一回事,能够辨别你自己的排列不协调是哪一种又是另一回事。最好的办法是让自己的朋友、伴侣、妈妈或姐妹帮自己拍一张侧身照。拍照的时候尽量穿贴身的衣服或浴衣。你要采取自己"平常"站立的姿势,而不是你自己觉得应该采取的姿势,这很重要!你会发现这些照片不会说谎!

当你拿到照片后,要仔细看看你的背部曲线以及你是如何支撑身体的。你看到了什么?将自己的照片与上面的示意图进行对比,你有没有存在某种排列不协调的情况?

你有没有存在哪种排列不协调的情况?	
中后背绷紧(军姿)	☐ 你的胸部有没有向后倾斜?
臀部收紧	☐ 你有没有将臀部收得紧紧的?
生活在悬崖上	☐ 你有没有兼具背部与臀部收紧?
胸部松垮塌下	☐ 你在站立时有没有胸部松垮塌下,颈部与骨盆向前突。

在表格里记录你现在的发现,之后,每个月检查自己纠正身体排列后的进展。

如果发现自己存在上面列出的某种情况,那么你需要花些工夫去纠正了。否则,如我前面讲过的,你可能会在产后不久发生身体一些部位的疼痛或失禁等问题,甚至在生完孩子很多年后出现这些问题。[4]在开始时,学习用不同的方式支持身体可能有些让人懊恼,但是当你明白了这些理论并实践书中提倡的身体排列检查之后,你会越来越自然地进行纠正或者调整。你会喜欢这之后自己看上去的样子!

你的身体各部位是怎样"摞起来的"?

这里有一个简单的方法去理解怎样才是良好的身体排列,设想你的身体由三节组成:

1. 你的头部、胸部和臂膀是上面的一节。

2．你的腹部、腰和骨盆是中间一节。

3．从腿到脚踝是下面一节。

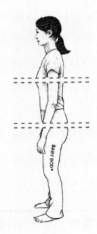

当身体的这三节相互堆叠、一节摞在一节的正上方时，你的身体会处于最佳运作状态——无论你在站立、坐着或者活动时。这是我所说的最为理想的排列。但是，让我再讲清楚些，我不想让你处于静态的姿势，即使它是"最为理想的排列"姿势。你要把握处于这样的姿势时是什么感觉，并且在日常活动中，坐在桌子前面时以及进行训练项目时尽量保持这样的排列。

如何调整你的身体排列来重新取得身体的灵活性：身体排列检查

现在我们来讲讲如何移动那些紧绷的背部肌肉，有时候还包括臀部肌肉，也就是你在孕期为了抗衡增加的身体重量，为了支撑身体而一直在收紧的那些部位。身体排列检查可以帮你纠正排列，恢复因为怀孕而损失的灵活性。请不要跳过本节内容；这是本书中大部分动作的启动姿势，它有利于激活核心肌肉。

一天当中，对身体排列进行多次检查，这很重要。

一旦你学会了所有六部分的身体排列检查，我希望你能每天进行几次，最理想的话，则是每小时检查一次。为了让你更容易地进行正确的操作，我会带你按照一系列步骤进行，你可以一点一点地学习。你可能会感觉身体排列检查要花好长时间，但其实并不是。一旦你学会了，你可以非常迅速地完成。

采取站立、坐着和平躺的姿势（以及你在运动时）进行身体排列检查很重要。你在很多机动的时间都可以进行，比如坐在电脑前面时，在厨房里站着等水开时，或者在刷牙时。在第十七章，我会再回顾身体排列检查，并且针对你在日常活动中如何进行排列检查给出更多建议。

身体排列检查：

下面是对你将要学习的身体排列检查一个简单的汇总：

● 自然中立的骨盆位置
● 从骨盆起，向上伸直脊柱
● 呼气同时将胸部摆在骨盆正上方
● 肩膀转动
● 下颌收拢
● 轻柔的盆底收缩

第一步：自然中立的骨盆位置

注意： 如果你是剖宫产的，你应该在不疼的时候进行。如果你感觉到痛或者刀口缝合处往里牵拉，你需要降低移动的幅度或者等到产后 6 周检查以后再进行这一部分的身体排列检查。

纠正身体排列的第一步是学习如何将脊柱和骨盆保持在自然中立的位置。"骨盆自然中立"是指你的骨盆没有往后转动过远，也没有向前倾斜。骨盆保持自然中立的位置对训练时保持好的体态以及纠正不协调的身体排列很关键。否则，会引起低效的身体移动模式。

请花时间进行练习，逐渐做到位。在开始时，你一定要对自己有耐心。你可能会感觉很难将骨盆扳到一个方向上，因为你的背部与臀部肌肉僵硬紧绷。不要强迫进行。如果你继续在不引起疼痛的幅度以内摆动骨盆，在一个星期或两个星期里你将能自然的增加扳动骨盆的幅度。这是因为你让那些紧绷的肌肉逐渐学会了如何再次延伸。

进行身体排列检查的第一步是让脊柱和骨盆处于自然中立的位置。

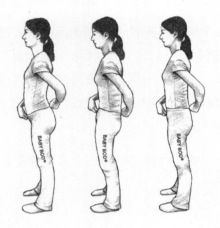

- 站立，膝盖稍微放松。
- 将一只手放置在骨盆前方，另一只手放置在骨盆后方。向前和向后交替晃动或倾斜骨盆，过程中不要提升胸部。这样进行 5 次。
- 当你感觉你处在完全弓起和完全翘起背部的中间位置时，停下来。
- 尝试以不同的姿势进行：当你感觉能在站立的时候处在自然中立的骨盆位置时，请以坐着和平躺在垫子上的姿势进行练习（如果你是在孕期，不要以平躺的姿势进行，应以身体侧躺的姿势进行尝试）。
- 小贴士：在你以坐姿进行时，当你感觉处于完全向前倾斜和完全向后倾斜的中间位置时，停下来。过程中，你的骨盆应能感觉到被很好的支持住，在椅子上非常稳定。有时候，我跟顾客说："当你感觉好像阴道垂直于座位上时，停下来"，她们觉得这很有帮助。
- 接下来，进入第二步：从骨盆起，向上伸直你的脊柱。

第二步：从骨盆起，向上伸直你的脊柱

- 站立，膝盖稍微放松。
- 保持自然中立的骨盆位置，同时向上伸直你的脊柱，好像脊柱从你的骨盆中心向上提升。假想有两个氦气球拴在你的两只耳朵上，将你向上拉起来。你可能会有向上挺胸的趋势，但不要向上挺胸，这是你需要改掉的习惯！如果你感觉有困难，请参考下文："一个简单的'伸直脊柱'

的方法"。

- 尝试以不同的姿势进行：当你感觉能在站立的时候伸直你的脊柱时，请以坐着和平躺在垫子上的姿势进行练习。
- 接下来，进入第三步：学习如何让胸部摆在骨盆正上方。

--- | 一个简单的"伸直脊柱"的方法 | ---

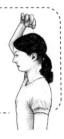

　　以骨盆处于自然中立的位置坐着或站立，保持这样的姿势，同时从头顶轻轻地揪起一根头发。不要用力拉或者往外拔！你需要做的是轻轻地将它向上提起，同时想象你是在将脊柱向上提起。你应该感觉到你的脊柱从骨盆的中心起正在被轻轻地提起。学会了吗？

第三步：呼气的同时将胸部摆在骨盆正上方

　　现在你已经知道如何将骨盆保持在自然中立的位置，以及如何伸直你的脊柱，让我们继续学习身体排列检查的下一步。

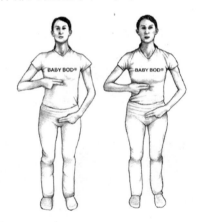

- 站立，膝盖稍微放松。
- 保持骨盆自然中立的位置，从骨盆起向上伸直你的脊柱。
- 接下来，将胸部摆在骨盆正上方：将一只手的食指与中指并拢，放置在前面胸骨的下面；将另一只手的食指与中指并拢放置在肚脐下面5厘米的位置处，恰好在耻骨联合的上面。请参考上面的示意图。
- 之后，轻轻地呼气，同时胸部向骨盆方向移动，将胸部摆在骨盆正上方。你应该能看到两组手指在相互靠近，缩短了胸部与耻骨部位的距离（我喜欢跟顾客说"在不弓起背部的前提下，将两乳头连线向下降"）。

- 尝试以不同的姿势进行：当你感觉能在站立的时候将胸部摆在骨盆正上方时，请以坐着和平躺在垫子上的姿势进行练习。接下来，保持这个姿势，进入第四步，"转动肩膀"，将肩膀位置调整到胸部上方。

| 将胸部摆在骨盆正上方，你进行起来有没有困难？ |

在你进行胸部摆在骨盆正上方的调整之前，你可能首先需要把握将胸部向前倾斜的感觉。

将一只手指放在胸前，手指与你骨盆的前面呈一条直线。可以设想你正在从骨盆前面垂直向上画一条直线。手指保持在这个位置不动，将胸部向手指移动，如上面图中演示的一样。

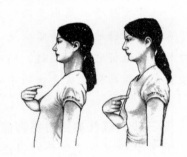

第四步：肩膀转动

很多妈妈形成了耸肩的习惯，特别是在产后前几个月、在抱孩子和给孩子喂完奶之后。我会教你如何将肩膀调整到它应该在的位置上，即停在胸部正上方，而不是转动到前面。

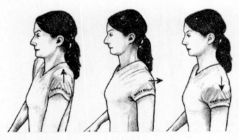

- 站立，膝盖稍微放松。
- 继续进行身体排列检查，保持骨盆自然中立的位置，从骨盆起向上伸直你的脊柱，将胸部摆在骨盆正上方。
- 之后，不要移动胸部，如图所示：将两侧肩膀转到上面，然后向后转，接着让肩膀轻轻地下降。不要强迫用力。肩膀转到了前面也不用担心，这正是你要尽量去调整的。

- 在你将肩膀向后移动的时候，你可能会趋向于抬起胸部。不要这样做！
- 尝试以不同的姿势进行：当你感觉能在站立的时候舒适地完成肩膀转动动作时，请以坐着和平躺在垫子上的姿势进行练习。
- 接下来，进入第五步，"下颌收拢"。

第五步：下颌收拢

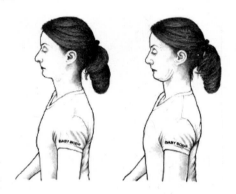

- 站立，膝盖稍微放松。
- 按照前面介绍的，保持骨盆自然中立的位置，从第一步做到第四步。
- 接下来，做下颌收拢的动作，过程中不能向上抬起胸部或者弯脖子。尽量保持双眼向前方直视（你可以在身体前方放一个物品，让眼睛看着它，这样你会感觉容易些），将下颌向里收拢，保持收拢默念 2～3 秒钟。之后放松。

注意：如果你发现自己在收拢下颌后眼睛向下看，那么你就做错了。在保持下颌收拢的时候，你的眼睛应保持看向身体正前方的物品[B]。

- 尝试以不同的姿势进行：当你感觉能以站立和坐着的姿势舒适的完成下颌收拢动作时，请平躺在垫子上进行练习。
- 接下来，进入最后一步：做轻柔的盆底收缩。

第六步，轻柔的盆底收缩

身体排列检查的最后一步是按照前面的介绍，保持骨盆自然中立的位置从

B　当你喂孩子或者在电脑前工作时，这些动作可以缓解你的颈部紧张感，能够真正放松你的颈部。

第一步做到第五步，轻轻地呼气同时做轻柔的盆底收缩，放佛你是在阻止一滴或两滴尿液的流出（不是一满桶的大量尿液）。仅仅保持收缩 1 ~ 2 秒钟的时间，之后放松。

将所有的动做汇总在一起

进行身体排列检查练习。一步接着一步进行，依次做完每一步。在从第二步到第六步的过程中，尽量保持轻轻地呼气。这意味着你应该在胸部摆在骨盆正上方时开始轻轻地呼气，在进行肩膀转动、下颌收拢以及轻柔地收缩盆底时也保持轻轻地呼气。

就是这样！

现在继续前进，以不同的姿势尝试这一系列动作，或者平躺，或者坐着，或者站立。经过练习完全掌握了之后，你应该只需要 1 ~ 2 秒钟的时间便能纠正身体排列。如我前面讲过的，进行这个练习很关键，因为身体排列检查将是后面训练项目中大部分动作的启动姿势。

让我们再次回顾身体排练检查的几个步骤！

身体排列检查：

- 自然中立的骨盆位置
- 从骨盆起向上伸直脊柱
- 呼气同时将胸部摆在骨盆正上方
- 肩膀转动
- 下颌收拢
- 轻柔的盆底收缩

如果你每天进行几次这样的练习，坚持一个星期的时间，我想之后你应该能够自如地进行排列检查了。你一定要对自己有耐心。改掉坏习惯、学会最为理想的身体排列不可能一夜之间就实现。当你开始学习时，不要期望做得很完美。相反，你要一点一点地学习和练习，你会发现自己在进行活动时慢慢地越来越有效率、越来越流畅了。当然，如果你投入时间每天多次进行身体排列检查练习的话，你的进展将加速。最为理想的频率是每小时进行一次。

你有没有感觉自己就像比萨斜塔？

当你以站立的姿势进行身体排列检查时，你有没有感觉身体向前倾斜？很好！在你的身体习惯新姿势以及眼睛习惯看新的水平线之前，这种感觉在开始的时期很正常。实际上你可能需要一个到两个星期的时间才习惯这种站立方式。不要担心，你的身体将会很快适应新的、改善了的排列。

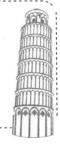

胸部排列：巧用胶带的小窍门

你是不是很难将胸部摆在骨盆正上方，特别是在你日常活动时？或者当你在做训练项目时？

这里有一个我在诊所应用了很多年的小窍门，使用胶带作为一个可移动的便携式生物反馈系统。这是一个很简单的方法，但它可以帮你彻底改变身体排列。当你活动时，胸部偏离理想的排列时，胶带会提醒你。

我发现大部分女性可以使用的一种不会引起过敏反应的胶带——低过敏性医疗用纸胶带，而不是那种运动员使用的胶带。你可以在自己家附近的药店或者网上（你可以查看我们的商店）找到这种胶带。尽量买那种至少5厘米宽的胶带。[C]另一种选择则是看看我们网店 www.BabyBodBook.com 上推荐的一种胶带。

如果你在使用时有发痒或者看到有红疹出现，则应该立即将胶带拿掉，并且用布或棉垫蘸外用酒精将粘在皮肤上的胶清洁掉，之后停止使用。

怎样使用胶带呢？请参考后面的示意图。

- 首先，在使用胶带之前，确保用蘸有酒精的布或者用肥皂和水将皮肤彻底清洁，之后彻底晾干皮肤。
- 接着，测量从你的胸骨下面到内裤腰线的距离，剪同样长度的胶带（在将胶带粘在身体上之前，你可以将胶带有胶的一面背对身体，使用胶带测量距离，之后直接剪下相应的长度）。

C 如果你有一些过敏倾向，在使用"胶带小窍门"之前，你可以用一小条胶带粘在胳膊上24小时，先做个过敏测试。

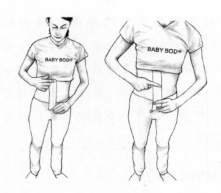

- 在将胶带粘在肚子上之前，进行身体排列检查，保持自然中立的姿势准备将胶带粘在肚子上。这样，胶带便会拉得足够紧，一旦你的胸部向下移动，你便能感觉得到。
- 粘胶带。
- 将胶带的一头粘在胸部下面，从上往下平压下来，之后用手指向上进一步按平，这样胶带可以很光滑地粘在肚皮上。
- 白天的时候将胶带粘在肚皮上，但一天不要超过 10 ~ 12 个小时。之后将胶带撕下来，让皮肤休息。在不使用胶带的时候，用布或棉垫蘸外用酒精将粘在皮肤上的胶清洁掉，并检查看看皮肤上有无过敏的迹象。

如果这个方法对你有用的话，你可以尝试进行几个星期，直到你学会了自如地调整身体排列。另外，最好这样做：不要将胶带粘贴在肚子的正中央，可以在肚脐两侧粘贴胶带，今天粘贴在肚脐的左边，明天粘贴在肚脐的右边，每隔一天进行交替。这样交替粘贴 4 ~ 5 天后，至少停用一天，让皮肤有所休息，之后再继续交替使用 4 ~ 5 天。

★ ★ ★

恭喜！你已经学习了预备阶段训练计划的第一部分！让我们继续。在下一章，我将教你呼吸练习，呼吸练习可以帮你放松，并且释放你在孕后期形成的受限的呼吸模式。

本 章 参 考 文 献

1 Hodges PW, Sapsford R, Pengel LH. Postural and Respiratory Functions of the Pelvic Floor Muscles. *Neurology and Urodyamics*. 2007; 26(3):362 – 371. doi: 10. 1002/nau. 20232.

2 Lee D, Lee LJ. Stress Urinary Incontinence – A Consequence of Failed Load Transfer Through the Pelvis? Presented at: 5th World Interdisciplinary Congress on Low Back and Pelvic Pain; November 2004; Melbourne, Austrailia. http://s3. amazonaws. com/xlsuite _ production/assets/1436205/ StressUrinaryIncontinence. pdf.

3 Sahrmann SA. *Diagnosis and Treatment of Movement Impairment Syndromes*. Arbor, Michigan: Mosby; 2001.

4 Sapsford R. Rehabilitation of pelvic floor muscles utilizing trunk stabilization. *Manual Therapy*. 2004 Feb; 9(1):3 – 12.

5 Hodges PW, Richardson CA. Inefficient muscular stabilization of the lumbar spine associated with low back pain. A motor control evaluation of transversus abdominis. *Spine* . 1996; 21(22): 2640 – 50. http://www. udel. edu/PT/manal/spinecourse/Exercise/hodgesinefficientstab. pdf.

6 Carriere B. Interdependence of posture and the pelvic floor. *The pelvic floor*. New York: Georg Thieme Verlag; 2006; 68 – 8.

7 Sapsford RR, Richardson CA, Maher CF, Hodges PW. Pelvic Floor Muscle Activity in Different Sitting Postures in Continent and Incontinent Women. *Arch Phys Med Rehabil*. 2008 Sep; 89(9): 1741 – 7. doi: 10. 1016/j. apmr. 2008. 01. 029.

第十二章 让我们进行 "呼吸训练"

你在上一章已经了解到，妊娠真的会将身体排列打乱。我已经帮你找到修复这个问题的措施了，现在我们来看另一个问题：你的呼吸。

是，妊娠也会将呼吸打乱。

正如我在前面曾提到过的，在孕期子宫逐渐增大到一定的水平后，膈肌会被顶起（膈肌属于一种核心肌肉），因为增大的子宫的作用，你在呼吸时膈肌便不能有效下降。逐渐增大的胎儿限制了深呼吸所需要的膈肌的正常上升和下降的幅度。子宫里胎儿越大，膈肌正常运动所受到的限制相应地也越大。结果便是，膈肌不能以它的最大活动范围移动。这意味着你不能全容量呼吸，这也意味着膈肌作为核心肌肉"团队"中的一员不能完全发挥作用。久而久之，膈肌可能会"忘记"如何以全容量开足马力工作。

额外的益处：呼吸训练有利于减轻背部、颈部以及骨盆痛。

在生完孩子之后，你可以很容易地进行呼吸修复。我设计了训练计划中的呼吸练习（在后面我会教你）就是特别基于这个目的。它们是开创性的，并且是有效的预备阶段训练计划中的主要部分。无论你是在孕期，最近刚生完孩子，还是生过孩子已经很久了，如果你感觉没有从怀孕和分娩中完全恢复，呼吸训练对你都会很有帮助。

另外呼吸训练还有一些额外的益处：这些练习可以缓解肌肉紧张或背部、颈部以及骨盆区域的疼痛。只要做 10 ~ 15 分钟的呼吸训练，便能产生巨大的效果。一旦你学会这些操作，在我要求你做的训练项目之外，你在任何需要缓解疼痛的时候可多加一些呼吸练习。

学习呼吸训练

产后妈妈：你将学习两种不同的呼吸训练，下腹部呼吸和肋骨扩展，每一种都会帮你恢复全容量呼吸并且恢复你在孕期损失的核心稳定性。我建议你以三种姿势进行呼吸训练，仰卧（身体平躺），坐着以及站立。

孕期女性：你可以采用三种姿势进行练习，侧躺，坐着以及站立。最好不要采用仰卧（身体平躺）的姿势。[A]

在练习呼气时，要注意用力不能太大，应该用很小的力、轻轻地呼气。呼气的感觉好像是要准备清洁眼镜片，或者好像是轻轻吹动前面不远处（8 厘米）的一个棉球。[1,2]

最终，我希望你能将这样的呼吸训练带入每天的活动中，比如你在给孩子哺乳时，在超市排队结账时，或者坐在儿科医生的办公室等候时。为了让这变得更容易些，下面我列出了一些建议。

1. 先学习以仰卧身体平躺的姿势进行呼吸训练，除非你现在处于孕期。如果你是在孕期，则应以侧躺的姿势进行学习。每次练习 3 ~ 5 分钟的时间，每天进行两次，持续进行一个星期（不过，如果你想运用呼吸训练缓解疼痛，你每次练习时需持续 10 ~ 15 分钟的时间）。

2. 第二个星期，以坐着的姿势进行学习。你可以每次练习 3 ~ 5 分钟的时间，每天进行两次，持续进行一个星期。在第二个星期，你可以增加在躺着休息时的练习，或者当你侧躺给孩子喂奶的时候进行练习。

3. 之后在第 3 个星期，以站立的姿势进行学习，你可以每次练习 3 ~ 5 分钟的时间，每天进行两次。

当你感觉掌握的不错以后，你可以在站立时进行练习。另外，每天分别以这三种姿势练习一次，每次 1 ~ 2 分钟的时间。每天你可以在不同的时间段练

A 美国妇产科医师学会产科实践委员会建议，孕期女性在过了孕早期之后不要以仰卧的姿势进行锻炼。为了保障安全，你在整个孕期都不要仰卧进行锻炼，这样你便不需要去记什么时候过了孕早期。

习，在自己日程方便的时候进行。

注意：如果你没有阅读第十一章的内容，在做呼吸训练之前，请翻回到第十一章学习如何进行身体排列检查。在做每一种呼吸训练之前，你需要先调整到良好的身体排列。

下腹部呼吸[B]

1．骨盆抬高时的下腹部呼吸训练

仰卧姿势：孕期女性必须以侧躺的姿势进行这项训练。请看下面的示意图。

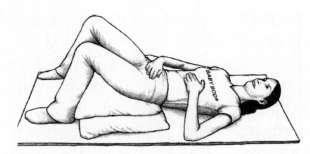

- 身体平躺，屁股下面放置一个有坡度的枕垫或者足够高的枕头将臀部抬高，高于胸部水平。
- 进行一次身体排列检查，让身体姿势处于自然中立的状态。
- 将一只手放在胸部底端，这只手的上缘会停在肋骨上，下缘停在腹部肌肉的上方。
- 将另一只手刚好放在耻骨联合处或耻骨上。这是在肚子下面距离肚脐寸大约8厘米远的一块骨头，它刚好在你妇科部位的上方（看上面的示意图）。
- 假想有一个由硬塑料制造的不可弯曲的管子从你的喉咙开始往下贯穿，到达耻骨联合处。在管子终端，就是在你下面的那只手低下，是一个假想的吹了一半气的气球，气球大小是两只袜子卷成的圆球那么大。
- 设想你将要使用这个管子进行呼吸，当你吸气时，你不会抬升胸部。
- 继续保持这样的假想，缓慢地轻轻地呼气（好像你呼气要准备清洁一

B 益处：这是放松中后背和下背部、颈部，提升骨盆张力或者缓解疼痛的很好的训练，特别是以平躺和侧躺姿势进行时。如果你想通过呼吸练习缓解疼痛，需要进行10~15分钟。

副太阳眼镜），吸进呼出的空气会使得这个假想的气球充气和放气。[C] 用你位于下方的那只手感觉小腹位置的动作。

- 在呼吸时，尽量不要移动胸部。用放在肋骨下缘的那只手进行监督（手放的这个位置是腹部的上缘与胸部底端相衔接的地方）。
- 进行这一呼吸训练 3 ~ 5 分钟，每天两次，持续进行一个星期的时间，之后尝试以坐着的姿势进行练习。

小贴士 可以在晚上入睡前进行这一项训练，或者，如果你是一位聪明的新妈妈，在你白天准备午睡前也可以进行练习。

骨盆抬高时的下腹部呼吸训练：侧躺姿势（适宜于处于孕期的女性）。

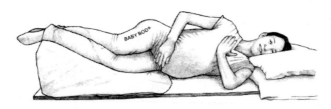

- 如果你处于孕期，不要以仰卧姿势进行训练，要采用侧躺的姿势。侧躺，髋骨下面放置一个有坡度的枕垫或者足够高的枕头，将骨盆抬高，高于胸部水平，然后按照上面的指导进行呼吸训练。
- 如果你的肚子比较大，你可能发现要感觉到手掌下面下腹部的充气与放气动作比较困难。但是你还是应该尽量尝试，这样在你生完孩子之后再进行就会感觉容易很多。
- 进行这一呼吸训练 3 ~ 5 分钟，每天两次，持续进行一个星期的时间，之后尝试以坐着的姿势进行练习。

2. 下腹部呼吸训练：坐着的姿势

- 现在以坐着的姿势进行下腹部呼吸训练。开始时，先坐好进行身体排列检查。之后，按照上面的指导进行练习。进行这一呼吸训练 3 ~ 5 分钟，每天两次，持续进行一星期的时间，之后尝试以站立姿势进行练习。

C 这里不是深呼吸练习。不要进行强烈的呼吸，在练习时缓慢地轻轻地呼吸，不要有意地扩展肚子。

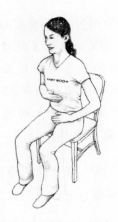

小贴士 当你熟悉了呼吸练习的方法之后，你将不用再将手放在身体上进行辅助。在你进行日常活动时，比如给孩子喂奶时或坐在电脑前面工作时，尽量进行下腹部呼吸。

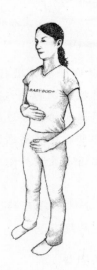

3．下腹部呼吸训练：站立姿势

现在尝试以站立姿势进行呼吸训练。开始时，先站好进行身体排列检查。之后，按照前面仰卧和坐着进行呼吸训练时同样的指导进行练习。进行这一呼吸训练 3～5 分钟，每天两次。

小贴士 当你可以不用手放在身体上辅助而进行这项呼吸训练时，请在白天活动时，比如在厨房做饭时，打电话时，或者在超市排队等候结账时，尽量进行下腹部呼吸。

在第 3 个星期之后，尝试以这三种姿势分别进行下腹部呼吸训练，以每种姿势进行 1 分钟或者 2 分钟的时间。你可以一次完成这三种姿势下的训练，也可以根据自己的情况，在白天某个时间段做一小会儿，之后再找时间做其他没有做的训练，分次进行。

上面介绍的都是下腹部呼吸训练。现在让我们学习可以进一步改善你的呼吸模式的训练：肋骨扩展。

肋骨扩展

在你开始这个训练之前，你需要准备一条旧领带或者一个长围巾。这个训练的目的是帮你重新学习肋骨从侧面扩展的感觉。

以仰卧姿势进行肋骨扩展——使用旧领带（不适宜孕期女性）。

注意：孕期女性可以先从坐着的姿势进行肋骨扩展训练，之后逐渐进展到以站立姿势进行。

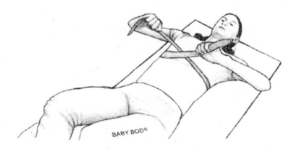

- 如图所示，身体平躺，屈膝，做骨盆倾斜姿势。
- 进行身体排列检查。
- 将一条旧领带（或长围巾）从身体下面缠绕在胸腔上面，领带两头交错形成十字。在身体上面，用两只手分别抓住领带的两头（参考上面的示意图）。
- 轻轻地将领带的两头向相反的方向拉，这样会轻轻地收紧胸腔。
- 接着，吸气同时通过放松手抓领带的力度，让领带与肋骨扩展。放轻一点点力度，刚好可以让胸腔扩展，不要放开幅度太大以至于围绕在胸腔的领带过松。在整个训练过程，你应该始终感觉胸腔有一点收紧。感觉胸腔从侧面（边侧）抵住领带向外扩展。

- 柔缓地呼气，同时轻轻地收紧领带，在呼气的时候肺部得以放气，胸腔放松下来。在肋骨回到初始位置时，领带也要紧跟这一动作。
- 在你进行下一个呼吸练习时，通过使用领带向里面收紧和向外放松，让胸腔记住它是如何进行扩展的。你最好拉住领带的端头，这样作用在胸腔上向里收紧的力会较为轻柔，之后放松。
- 吸气，同时放松领带施加的压力，让领带紧随胸腔的动作。
- 呼气，同时收紧领带，这个过程中肺部放气。
- 再进行一次快速的向里的收紧和放松。
- 再吸气。
- 再呼气。
- 再进行一次快速的向里的收紧和放松。

以仰卧姿势进行这一训练 2～3 分钟时间，每天两次，持续进行一星期，之后进展到以坐着的姿势进行训练（请看后面的指导）。

小贴士 现在，你掌握了在吸气时胸腔应该如何扩展的诀窍，尽可能地不让腹部肌肉参与到动作中。这个训练的重点不是让你做一次腹式深呼吸同时观察肚子的扩展。你应该关注如何让肋骨在你吸气时从侧面（边侧）最大限度地扩展。

小贴士 在训练过程中，注意保持胸腔向下。在吸气时，你可能自然地趋向于向上朝天花板倾斜胸腔，但是不要这样做。在整个动作进行的过程中，要保持胸腔摞在骨盆正上方。

肋骨扩展——坐着的姿势（孕期女性适宜）

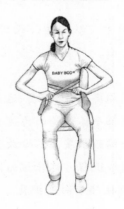

如果你是在产后，在以仰卧姿势进行肋骨扩展训练一星期以后，可以尝试坐在椅子上进行练习。如果你正处于孕期，你只能先以坐着的姿势进行肋骨扩展训练。

先坐好，进行身体排列检查，之后按照前面的指导进行练习。每次练习2～3分钟时间，每天两次，持续进行一星期。当你感觉能以坐着的姿势进行这一训练后，可以尝试不用领带辅助进行。再之后，你可以进展到以站立姿势进行练习。

肋骨扩展——站立的姿势（孕期女性适宜）

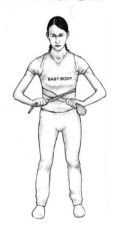

在以坐着的姿势练习肋骨扩展一个星期以后，产后妈妈与孕期女性都可以进展到以站立姿势进行肋骨扩展训练。

先站好，进行身体排列检查。之后按照上面的指导进行。每次练习2～3分钟，每天两次，持续进行一星期。在以站立的姿势用领带辅助练习过之后，可以尝试不用领带辅助进行。

在练习了一个星期之后，如果你是产后妈妈，你可以尝试以这三种姿势分别进行肋骨扩展训练，如果你还处于孕期，则以上面提到两种适宜的姿势进行练习。以每种姿势练习1分钟或者2分钟的时间，你可以一次完成在这几种姿势下的训练，也可以根据自己的情况，在白天某个时间段做一小会儿，之后再找时间做其他没有做的训练，分次进行。

肋骨扩展——不使用旧领带

当你感觉能够在旧领带的辅助下成功地完成训练后，你可以开始尝试不使用领带。这时，把手放在胸腔位置进行辅助训练。先以仰卧的姿势尝试，之后以坐着和站立的姿势进行。**注意：**如果你正处于孕期，不要以仰卧姿势进行。将手放置在胸腔的边侧，按照前面的指导进行扩展训练。在你呼气时，将手轻轻地压紧胸腔，在你吸气时则放松压力（请参考下面的示意图）。

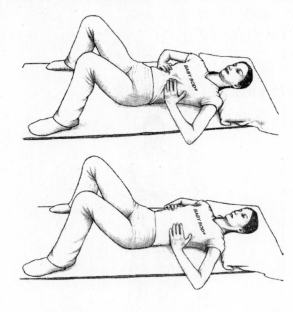

★ ★

以上介绍的都是呼吸训练。接下来，让我们进入下一章，学习一些你每天都要用的热身训练。

本 章 参 考 文 献

1 Kitani LJ, Apte GG, Dedrick GS, Sizer PS, Brismee JM. Effect of Variations in Forced Expiration Effort on Pelvic Floor Activation in Asymptomatic Women. *Journal of Women's Health Physical Therapy*. January/April 2014; 38(1):19 – 27. doi: 10. 1097/JWH. 0000000000000005.

2 Hodges PW, Sapsford R, Pengel LH. Postural and Respiratory Functions of the Pelvic Floor Muscles. *Neurology and Urodyamics*. 2007; 26(3):362 – 371. doi: 10. 1002/nau. 20232.

第十三章　热身训练和步行

　　在本章，我将教你一些温和的热身运动。这些热身运动非常安全，除了个别动作，你在孕期以及产后第一天都可以进行。如果你经历了特别的分娩过程，一些训练动作不适宜你的话，我会在动作训练指导中加以清晰的说明。

　　如果你能每天都做这些练习，那是最为理想的。如果你每个星期只能做几次，也没关系，要保持并继续。只要锻炼，就能从中受益。比如，许多女性发现通过这些锻炼可以减轻产后发生的一些身体疼痛。你要腾出时间来学习，当你学会了之后，你可以将这些练习植入到日常活动中，比如在给孩子喂奶时，在厨房等候水开时，或者在看电视的时候。我的很多顾客都是这样做的，她们感觉这非常有帮助。

许多女性发现通过这些锻炼可以减轻产后发生的一些身体疼痛。

　　是的，你可以做这些训练！为了更方便你自己的日常事务，你也可以将这些动作分开来、每天一点一点地做。你也可以花时间专门进行这些拉伸训练，一次完成整套训练动作。

最好每天都进行热身训练和步行。

颈部拉伸

1. 轻摇头：开始之前，先以良好的身体排列坐好或站好。

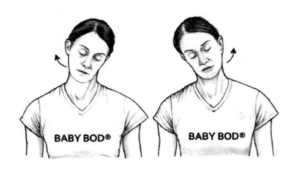

- 将头的上部向脖子两侧轻摇。你应该感觉像是将下颌向一边滑动，这跟耳朵直接向肩膀方向降落有所不同。如果你的头部在向右边轻摇，你会感觉左边耳朵下面的肌肉被拉伸。
- 这样轻摇头，左右两边各做 5 次。

2. 下颌收拢：开始之前，先以良好的身体排列坐好或站好。

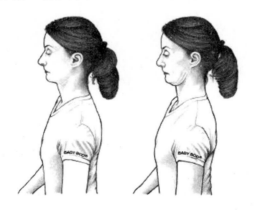

- 眼睛保持看向前方，将下巴收拢并保持，做 2 ~ 3 下，之后放松。如果你在收拢了下颌之后，发现自己在向下看，那么动作操作是错误的。在整个拉伸的过程中，你要保持眼睛看向前方同一个物体。

3. 肩膀转动：在开始之前，先以良好的身体排列坐好或站好。

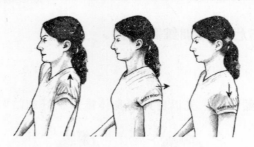

- 不要移动胸部，将肩膀向上抬，向后，然后向下。
- 这样进行 5 次。

4. 上背部拉伸。

在开始之前，在椅子上坐好，将一个 4 英寸（10 厘米）的泡沫轴或者一个毛巾卷成的轴放在背中部与椅背之间。**注意**：如果你经历了剖宫产，你要等到产后 6 周检查得到医生的锻炼许可之后，再开始尝试这项训练。

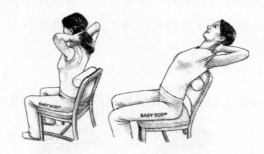

- 抬起胳臂，将手放在脖子后面。
- 轻轻地倚靠在泡沫轴（或毛巾轴）上，身体向后弓。你应该会感觉到上背部的拉伸。
- 这样进行 5 次。

5. 巴厘岛舞者动作。

在开始之前，以良好的身体排列在一面镜子前站好。

- 肩膀始终保持在同一水平线上。你可能会发现自己有耸肩的趋向，所以，你需要将另一只手放在进行舞蹈动作那一侧的肩膀上，用手稳住肩膀。我将介绍如何从身体的右边进行，当你做完之后，你再尝试从身体的左边进行练习。

● 眼睛直视前方，右手胳膊肘和手腕同时弯曲，样子好像饭店服务员正在
端盘子。

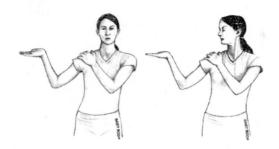

● 将左手放置在右边肩膀上，在练习过程中用手稳住肩膀。

● 之后，将头转向右侧肩膀。

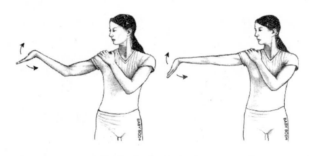

● 保持手腕弯曲，同时缓缓地伸直胳膊肘，过程中不要抖动肩膀。当你感
觉到胳膊（通常在胳膊肘处）收紧、不舒适、痛或发麻时，应该停下
来。这意味着你在练习时，可能需要让胳膊肘稍微弯曲。

● 保持胳膊伸直的这个姿势，同时将手腕向上向下活动10次。

● 身体左右两侧分别进行这一动作练习，每天进行2次，坚持练习，直到
你在伸直胳膊进行手腕的上下活动时胳膊肘不再有收紧或者不舒服的
感觉。

6. 躯干转动。

在开始之前，身体平躺，一条腿屈膝同时将脚放在另一条腿上。**注意：**如
果你经历了剖宫产，你要等到产后6周检查得到医生的锻炼许可之后，再开始
尝试这项训练。

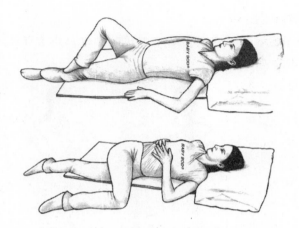

- 将双手放在肚子上，同时将膝盖弯曲的那条腿向对面转，如图所示，弯曲的膝盖以及腿脚落在垫面上。
- 这样，从身体两侧分别练习 2~3 次。

7. 骨盆摆动系列。

注意：如果你经历了剖宫产，你要等到产后 6 周检查得到医生的锻炼许可之后，再开始尝试这项训练。

确保在不引起疼痛的幅度以内进行练习。如果一边比另一边抬起的更高，不要强迫自己，尽量在你感觉舒适的幅度以内活动。在进行热身训练 1~2 周以后，你们当中的很多人会发现骨盆活动的幅度在增加。

7a. 骨盆上下活动：开始之前，站在一面镜子前面，膝盖放松，调整身体到良好的排列。

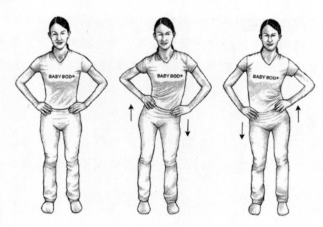

- 将两只手掐在骨盆两侧。
- 将骨盆的一侧向天花板方向提升，同时将骨盆的另一侧向地板方向降落，之后左右两侧调换上下活动的方向。
- 每个方向进行 5 次。

7b. 骨盆转圈：开始之前，站在一面镜子前面，膝盖放松，调整身体到良好的排列。

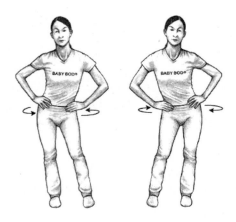

- 将两只手掐在骨盆两侧。
- 骨盆从左往右环绕转圈 5 次，然后从右往左环绕转圈 5 次。
- 不要强迫骨盆转动到让你感觉不舒适的幅度。

7c. 骨盆倾斜活动：在开始之前，以良好的身体排列站立，膝盖放松。

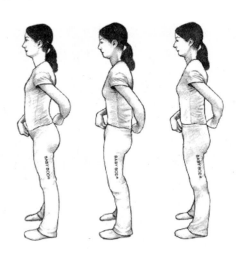

- 将一只手放在骨盆前面，另一只手放在骨盆后面（参考后面的图示）。
- 通过腰部多次弓起进行弧线运动，将骨盆向前和向后倾斜。
- 保持胸上部与肩膀不动。你会感觉到胸上部与肩部静止的同时，骨盆仿佛是在向前和向后绕轴旋转。
- 前后进行 5 次。

非常好！你已经学习了热身训练，我建议你每天都要进行这些动作的练习。

步行锻炼计划

我希望你增加的另外一项活动是步行锻炼计划。对新妈妈来说，步行是最为容易的一项锻炼，你可以单独进行也可以带着孩子进行。在产后前几个月，如果要步行较远的距离或者每次步行超过十分钟，你要尽量使用婴儿手推车而不是婴儿提篮。

取决于你自己的身体感觉以及是否得到医生下床的许可，产后不久便能决定是否可以开始步行活动了。我所说的步行活动可不是马拉松！在你的医生或助产士说可以后，尽量开始来回走动。我自己就是一个活生生的例子，你几乎可以在刚刚分娩之后便开始步行！我回想起生我第一个女儿时发生的事情：那个时代生孩子只能采用仰卧的姿势进行分娩。当我娩出胎盘之后，我从产床上下来，走出产房。医护人员将我的孩子带到了育儿室，我觉得自己没必要还留在那个无菌室。医生朝我呼喊让我回到产床上，因为她必须给我做后续的缝合！她说以前从来没见过像我这样的产妇……我想我只是希望能够让疼痛自然地"走掉"。

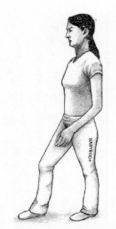

每天至少步行 2 次，每次 10 分钟左右的时间。

每天至少步行 2 次，每次 10 分钟左右的时间。之后，逐渐增加到每次步行 30 分钟，每天一次。首先，先尝试在你的房间里或者医院的走廊里来回踱步，每次几分钟的时间。之后逐渐增加到步行 10 分钟，每天 2 次。循序渐进地将步行时间增加 30 分钟，每天一次，或者至少保证每星期进行几次这样 30 分钟的步行。如果你感觉哪一天走不了 30 分钟这么长时间，可以走 10 分钟。产后 6 周以内，尽量不要走山路或斜坡。

如果你需要带孩子，当你步行较长的路途时，尽量不要用婴儿提篮，应该使用婴儿推车。在产后早期几周以内，当你用婴儿推车时，你应该尽量走平路。在产后至少 6 周时间，请不要拿着婴儿推车下楼梯，或者抱婴儿推车到汽车上。在你完成最初阶段的恢复前，不要携带任何比新生儿更重的物品。

如果你准备自己出去步行，或者与朋友一和家人一起，尽量不要携带任何物品！如果不得不携带物品，你要确保物体重量不要超过几磅重。如果你有携带笔记本的习惯，称下重量。你可能会非常惊讶！如果重量超过几磅，你应该学会放下非必需的物品。

★ ★ ★

让我们进入下一章节，我将带你学习一系列迷你课程，这些课程会为你的盆底—核心启动做准备，盆底—核心启动绝对是产后锻炼的奇迹创造者。如果你能正确进行这一锻炼，你将爱上这一锻炼带来的好处！

第十四章 盆底—核心启动，
预备阶段训练中的最后部分

好的，现在你已经准备好盆底—核心启动训练啦！这一特别的训练将会为你的女性部位带来奇迹般的效果。这会让你重新找回愉悦的性生活！

之前，在第六章，我已经解释过怀孕与分娩可能会带来的"不幸"结局：核心肌肉"忘记"如何工作，特别是如何有效地与其他腹部肌肉协同工作。这里的盆底—核心启动训练是一位超级明星，它将组合慢速与快速收缩动作来"唤醒"各种肌肉纤维。这也是为什么我称它为"盆底—核心启动"的原因。这一训练对强化盆底肌和腹部肌肉非常有效。

盆底—核心启动会让所有核心肌肉协同工作，如它们原本自然的工作方式一样。

实际上，盆底—核心启动训练远优于凯格尔训练，因为凯格尔训练是孤立的盆底肌锻炼。传统的凯格尔训练没有考虑到盆底肌属于核心肌肉的一部分，就像身体排列检查当中讲的那样。当你运用正确的呼吸技巧并且采用正确的身体排列时，有利于这些肌肉取得最佳工作效果。盆底—核心启动会让所有核心肌肉协同工作，如它们原本自然的工作方式一样。如果你有意识地去做，将有助于你的身体建立巩固的基础，有助于你重新恢复强壮、健康和性感。

在这一章，我将教你感知盆底肌的收缩，当你掌握这一点之后，接着学习如何进行盆底—核心启动锻炼。

盆底肌收缩的正确方式

在你开始尝试盆底—核心启动锻炼之前，我想确保你真的知道如何正确地收缩你的盆底肌。

我听到你说："不是凯格尔锻炼吗？我们都知道怎样做凯格尔动作！我的医生给我一张纸，讲述过怎样进行凯格尔训练。见鬼，肯定有许多文章告诉你应该怎样做。我当然知道怎样做凯格尔训练。天啊！"

就此打住！

你知不知道很多女性自以为她们知道怎么做盆底肌收缩，但是她们做的却是错误的？有研究显示很大一部分女性在尝试盆底肌收缩时屏住气甚至向下用力。[1]如果你能正确地进行盆底肌收缩，你应该感觉到好像你在向上"提升"你的"女性部位"，而不是向下。我希望你仔细看后面的介绍，学习如何感知正确的盆底肌收缩，确保你自己不是在产后康复过程中背道而驰。

利用手指"触诊"帮助感知盆底肌收缩

你可以尝试下述这个方法——但前提是——你的健康照护提供者没有告诉你需要避免性生活或避免将任何物品塞入阴道。要使用这个方法感知盆底肌收缩，大多数妈妈需要等到产后 6 周例行检查以后。你也可以在孕期尝试，但要保证医生或助产士没有给你限制（如果你的指甲很长，你需要剪剪指甲）。提醒：如果你存在 Ⅲ 或 Ⅳ 度裂伤，要等到产后 6 周检查以后再说。

进行这一尝试的最佳位置是当你坐在马桶上时或坐在床边上时。这样来操作：

- 将洁净的手指插入阴道以内大约（5 厘米）。
- 轻轻地呼气，同时尝试收紧包裹在手指周围的阴道壁，想象你是在尝试中断一两滴尿流。
- 你应该感觉到手指周围的阴道壁肌肉被轻轻地收紧。随着你力度的增加，你将感觉手指好像朝胸腔方向被向上提起。
- 盆底肌被提起后保持 3 秒钟，之后放松。
- 当你能够感知盆底肌收缩后，尝试感知盆底肌的放松。这种感觉仿佛盆底肌被融化了一些。当盆底肌放松时，手指周围感觉到的张力应该变小。

如何感知盆底肌收缩（不采用手指"触诊"）？

刚刚分娩后，你的医生或助产士会告你在产后 6 周检查以前避免将任何物品插入阴道（比如月经棉条或同房）。这里我将讲述两种不需要使用手指"触诊"让你感知盆底肌收缩的方法。这也适用于孕期女性或者其他那些被告知不能往阴道插入任何物品的女性。即使医护人员没有给你这样的限制，你也可以采用这种方法以确保你知道收缩盆底肌的感觉。**注意**：如果你存在 III 度或 IV 度裂伤，应在产后 6 周以后再尝试。

方法一：

- 在你小便时，轻轻地呼气同时尝试中断尿流，感受尿液被憋住时肌肉的收缩。
- 进行这个操作仅仅几秒钟时间，之后继续排尿并排空膀胱。

脑子里记住盆底肌收缩时的感觉，同时记住盆底肌放松后继续排尿时的感觉。

注意：为避免尿路感染，每周进行这样的尝试不得超过 1 次。如果你感觉有尿路感染的趋势，不要采用这个方法。

方法二：

尝试使用手指感知盆底肌收缩时张力的增加。这样来操作：

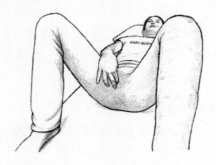

- 仰卧，身体平躺在床上，小腿支起，双膝弯曲。
- 穿着内裤或薄的运动裤，隔着内裤，将食指与中指放在阴道口外面的一侧（可先试右侧）。确保你按压住了柔软的组织。如果你的感觉是硬的，那么你按压到的位置则偏离了阴道，你可能按压到了骨盆，所以你要移动手指往阴道靠近，重新试一试。用力需轻柔，按压力度不要太

大，以免引起疼痛。如果你感觉到痛，要停止，尝试使用轻一点的力度或者过几天再来尝试（请参考上面的示意图）。

- 轻轻地呼气，同时进行盆底肌收缩，仿佛你在中断几滴尿液。
- 保持3秒钟时间，之后放松。你能不能感觉到手指按压处肌肉被轻轻地收紧？
- 当你能够感知到右侧盆底肌的收缩后，再尝试从左侧感知盆底肌收缩。
- 脑子里记住盆底肌收缩时的感觉，同时记住盆底肌放松时的感觉。

小贴士

小贴士1：想象你是在忍住放屁。我最喜欢给我顾客的一个建议是"假想你在电梯里，你的老板进了电梯，你感觉想放屁。自然，你会怎么做以避免尴尬的情况发生？"是的，收紧你的盆底肌！[A]

小贴士2：当你感觉盆底肌一侧比另一侧力量强时，不要惊讶；这很常见，随着你不断地练习以及时间的延长，两边会逐渐平衡。

小贴士3：在产后第一个月如果你很难感知到盆底肌的收缩，不要太过担忧（本节后面表格中的解释将帮你明白这是为什么）。

注意：如果你觉得自己几乎不能感知到任何收缩或者仅仅是一点点颤动，没关系。你需要继续进行训练计划。如果在产后3个月以后，你还是持续不能完全收紧盆底肌，这时你需要找女性健康物理治疗师或理疗师进行治疗或处理。

噢，不！我什么都感觉不到！我应该为此担心吗？

让我清楚地加以解释，这样你就不会无谓地担忧了。如果你最近刚生完孩子，你不要因为盆底肌收缩时感觉不明显而惊讶。产后这种情况很常见，因为在阵痛和分娩的过程中，你的"女性部位"经受了创伤。在刚开始时，你可能感觉盆底肌只是非常轻微地收缩，好像将一只灯泡插进不合适的电源插座，灯来回闪烁。不要担心！如果你按照训练计划的正确次序进行锻炼，随着时间的延长，盆底肌的收缩力量会改善。

A 物理治疗师 Lila Bartkowski Abbate（PT，DPT，OCS，WCS，PRPC）想出了这个视觉化提示，这帮助了我的很多顾客如何收缩盆底肌，谢谢 Lila！

在开始盆底—核心启动之前，先学习这个简短的课程：学习在做盆底—核心启动时如何预防"肚子鼓起"。

如果你的盆底—核心启动训练操作正确，你可能感觉小腹区域好像轻轻地"凹进去"或者变平，在刚开始训练时可能很难感觉到，特别是在生完孩子刚刚一个月或者两个月的时候。我不是让你将肚脐往脊柱"吸"！不用使力气，肚子自然会变平，当核心肌肉在工作中表现最佳状态时，它们会在腹部自动形成"凹入"效应。不要通过往里吸肚子强迫达到这个效果！否则会使得外层肌肉喧宾夺主，担当起内部深层核心肌肉的工作，不利于你的产后恢复。

要确保你知道肚子鼓起时的感觉，我建议你尝试后面的肚子鼓起意识训练。这是你在做盆底—核心启动时不应该感觉到的，是你需要避免的。

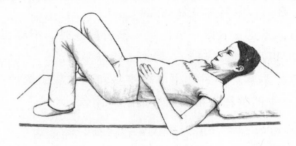

1. 仰卧，身体平躺在垫子或者床垫上。是的，如果你现在处于孕期，也可以做，但是你不可以这样平躺太久时间。

2. 将手放置在腹部，将头与肩部从垫面上抬起。

3. 你应该能感觉到肚子向外鼓起。让我在此重复一下，你在做盆底—核心启动时，这是你要避免的，要避免肚子鼓起。

肚子变平或凹入，做盆底—核心启动时，如果你操作正确，你的感觉应该是肚子变平或凹入。

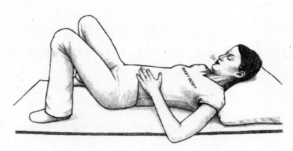

1. 将手放置在腹部，将头与肩部从垫面上抬起。

2. 保持同样的姿势，但是在你抬起头与肩膀之前，要先纠正一下身体排列，将胸部摆在骨盆正上方，确保胸腔不要朝天花板向上倾斜。之后，在你收紧盆底肌的同时轻轻呼气，将头与肩部从垫面上抬起的时候继续保持呼气。

3. 如果所有肌肉都处于最佳工作状态，你应该感觉不到肚子鼓起，你的感觉应该是下腹部是"凹入的"。

开始进行锻炼的安全时间

什么时候开始这一锻炼是安全的呢？大多数妈妈可以在分娩后第二天开始进行，即使她们经历的是剖宫产。但是，阴道或者盆底肌有严重裂伤（Ⅲ度或Ⅳ度）[B]的妈妈需要等到产后 6 周检查以后再说。如果你经历了撕裂，最好先了解自己裂伤的程度以及分娩后缝合了多少（针）。你应该与医生或者助产士讨论，并向他们询问现在是不是可以开始进行盆底肌收缩训练，或者他们是否建议你等到疤痕组织愈合之后再开始，疤痕组织的愈合一般需要 6 周时间。

盆底—核心启动训练有利于减轻疼痛

我的很多顾客告诉我，进行盆底—核心启动训练有利于减轻产后最初的一些挛缩痛，缓解常常在分娩后最初几天发生的不适。进行这些锻炼可以促进血液向盆底肌流动，而且加快恢复。

当你真的开始盆底—核心启动训练时，应该确保不要造成疼痛。如果你不是处于孕期，你感觉进行其中的任何一种操作都会引起疼痛，应该及时停止，等一两天后再开始尝试。之后尝试使用更轻的力度进行。只有在不引起疼痛的前提下才可以继续进行下去。

如果你是处于孕期而且在做盆底—核心启动时感觉到痛，应该停止动作练习，并立即告诉你的医生或者助产士。然后只有在得到你的医疗照护提供方的许可后，再继续进行。

B 看第 8 章《会阴和阴道撕裂》了解有关盆底区域撕裂程度的更多信息。

盆底—核心启动：什么时间可以开始？	
如果你处于孕期	只要不引起疼痛，在孕期任何时候都可以开始进行盆底—核心启动训练一直到你快要生的时候。如果你的医疗照护提供方告诫你不要做任何锻炼，那么你应该先不要做 如果医护人员允许你做锻炼，但不要以仰卧/平躺的姿势进行这一锻炼，你可以侧躺进行
如果你是阴道分娩的	分娩后第二天（如果你有Ⅲ度或Ⅳ度裂伤，则需看下面的说明）
如果你有Ⅲ度或Ⅳ度撕裂	你需要等到产后6周例行检查以后，再考虑盆底—核心启动训练。如果你已经得到了自己医疗照护提供方的允许，在产后6周以内，你可以进行阶段预备训练中的大多数项目。但是要做直腿抬高测试和跳跃测试，则需等到产后6周检查以后
如果你是剖宫产的	除非你感觉疼痛，你可以在术后第二天便开始进行。做的时候要轻柔，不要造成疼痛。如果有引起疼痛，那么等过一到两天后再开始恢复训练。在产后6周以内，最好先跟自己的医生或者外科手术医生讨论这个训练计划
如果你生过孩子已经几个月或者已经多年了	先进行为期一周的盆底—核心启动训练与预备阶段的训练，再进行高阶训练

盆底—核心启动

盆底—核心启动—仰卧姿势（身体平躺）

你需要先学习躺在垫子或床垫上如何进行操作。当你理解如何正确的进行操作后，我建议你后期采用不同的身体姿势进行训练，并在简单的日常活动中尝试锻炼，比如在你刷牙时，在厨房里等待水开时，或者在步行时。

注意： 如果你处于孕期，在按照下面的说明进行训练时，记得应该采用侧躺的姿势，不要以身体平躺的姿势进行。

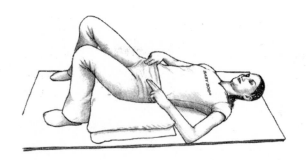

- 非常舒适地平躺在结实的垫面上，保持头部放松。开始的时候，如果你喜欢，你可以用一到两个枕头垫在骨盆下面，使臀部高于胸部。
- 小腿支起，两脚平放落实在垫面上，双膝屈曲，两腿之间保持臀宽。
- 先进行身体排列检查，在进行盆底—核心训练的过程中始终保持良好的身体排列。如果你需要回顾一下如何调整身体排列，可以翻到第十一章查看。
- 将每只手的两根手指放在内裤腰线位置，食指与中指并拢轻轻地停放在内裤腰线位置，刚好在髋骨以内。
- 现在，轻轻地呼气并进行盆底肌收缩，好像是要中断一两滴尿流的感觉。可不是满满一桶尿！
- 尝试盆底肌收紧保持 3 秒钟，同时慢慢地大声数数，"1 秒，2 秒，3 秒。"
- 之后，放松盆底肌。
- 再之后，进行 3 个快速的缩放练习，轻轻地收紧盆底肌接着放松，同时大声数数（喊"1—放松"，"2—放松"，"3—放松"）。要确保两次快速缩放之间盆底肌有一点儿放松。
- 现在，休息放松 6 秒钟。掌握了吗？

第 1 个星期

1 个慢速的缩放加 3 个快速缩放为一组训练，重复 10 组，组间休息 6 秒钟时间。

每次连续进行 10 组训练，每天练习 3 次，持续锻炼一个星期。之后，进阶到下面介绍的训练。

第 2 个星期

进阶到盆底肌收紧提升后保持 4 秒钟，然后做 4 个快速的缩放，之后休息

8 秒钟，这样为一组训练。

每次连续进行 10 组训练，每天练习 3 次，持续锻炼一个星期。之后，进阶到下面介绍的训练。

第 3 个星期

进阶到盆底肌收紧提升后保持 5 秒钟，然后做 5 个快速的缩放，之后休息 10 秒钟，这样为一组训练。

每次连续进行 10 组训练，每天练习 3 次，后续的锻炼按照这样的方式持续进行。

盆底—核心—侧躺的姿势

如果你处于孕期，或者你感觉以仰卧平躺的姿势进行盆底—核心启动训练比较困难，你可以尝试以侧躺的姿势进行。你可以使用一些枕头或楔形垫（斜坡垫）来抬高骨盆（看下面的示意图）。你要确保腹部肌肉放松，用手感觉下腹部的放松，之后在你收缩盆底肌的时候腹部轻轻地收紧（之后按照下面的说明操作）。

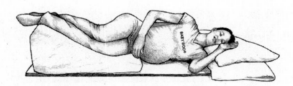

尝试采用不同的姿势进行盆底—核心启动训练。

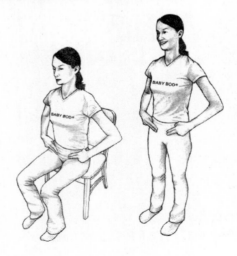

当你确认自己能够正确地操作这一动作之后，尝试采用不同的姿势进行锻炼，或者坐着，或者站立，甚或在步行中进行。再一次重复，请参考前面的说明。不论采用怎样的姿势进行锻炼，动作操作指导是一样的。在尝试以各种姿势进行盆底—核心启动之前，你应该先进行身体排列检查。之后渐渐地在日常活动中尝试进行训练，也就是说，当你在做饭时，在等红灯时，或者在浏览Facebook 页面时。这样，你每天可以抽出三段时间完成 3 次训练。

你是迟到的启动者吗？

如果你是在生完孩子几个月或者数年以后，不要担心，这个训练对你也是适用的。最初开始锻炼时，你应该先进行为期一周的盆底—核心启动训练以及预备阶段的动作练习，之后再进入高阶训练。这样进行，你会取得很多益处。这将有助于你的身体建立巩固的基础，有助于你重新恢复强壮、健康和性感。

不要因为这么晚才开始锻炼而感觉不好。记住我的那句话："一次产后，一直产后。"女性经历了妊娠和分娩，身体发生了潜移默化的变化，生过孩子五年、十年、二十年或者更长时间以后，一些问题还是可能会发生，比如，坚持锻炼有利于预防失禁或盆底痛[2]。

咳嗽测验[C]

我希望你能够站起来并尝试咳嗽。咳嗽时，你的下面是怎样的感觉？如果你不确定的话，再咳嗽咳嗽看看。你有没有感觉盆底好像往下坠？这比较正常。请在本书附录 A 中的工作表格里记录你的感觉。

现在，我希望你能够运用盆底—核心启动介绍的方法收紧盆底肌并保持。现在咳嗽，你有没有感觉盆底往下坠的感觉轻了？很好。

这里的目的是让你意识到你积极进行盆底肌收缩锻炼时，这样的动作能对身体提供多少额外的支持。你在咳嗽、打喷嚏或大笑时，记得收紧盆底肌。你在使劲儿时，比如抬起洗衣篮、很重的袋子甚或从椅子上站起时，记得收紧盆底肌。

C 特别感谢 Sue Croft 让我在本书中增加咳嗽测验。她是澳大利亚昆士兰州的一位优秀的女性健康照护物理治疗师。

保证成功的 9 个小贴士：

小贴士 1：当你收紧盆底肌时，确保你的感觉是腹部被轻轻地向脊柱拉，而不是往外鼓（腹部被自然地向脊柱拉，并不是主动地"吸"肚子）。

小贴士 2：当你在进行盆底—核心启动训练时，不要屏气。反之，在锻炼的过程中，你应该大声数数。这可以帮你在收紧盆底肌时呼气。

小贴士 3：你在做盆底—核心启动训练的整个过程中，不要忘记保持身体排列检查的良好姿势。

小贴士 4：记得盆底肌收紧的动作是轻轻的！少即是多。你最初的目标是"唤醒"核心肌肉那些柔软的肌纤维。如果你过于狂热并且使大劲收缩，将背道而驰，因为那样只是训练了外层肌肉而不是起到支持盆底器官的那些深层肌肉[3]。

小贴士 5：另外，你要确保按照我建议的操作数量进行锻炼。不要以为做得越多越好，不要以为做得越多恢复越快。你要知道盆底肌跟其他任何肌肉一样，可能会发生疲劳，是基于科学研究而来的，[2]如果你按照我的指导进行锻炼，你肯定会取得最好的结果。

小贴士 6：按照我建议的操作速度进行锻炼。你将锻炼两类不同的肌肉纤维，分别实现慢慢地收缩和快速收缩。

小贴士 7：你进行盆底—核心启动训练时的感觉应该是好的。如果你感觉不舒服，你可以尝试更为轻柔地进行动作练习。你在完成 2 到 3 次练习后，可能发现不适感会减轻。但是，如果痛感持续或者变得更为明显了，又或者有酸胀感，你应该停止练习，等过一两天以后再重新尝试。你可以回顾第七章，查阅减轻疼痛或肌肉痉挛的小贴士。

小贴士 8：你感觉盆底—核心启动训练的进阶比较困难吗？如果是，你可以尝试放慢进阶的速度，每项动作练习 2 周以后再进入下一个阶段。这里，我的意思是，你继续盆底肌收紧并提升和保持 3 秒钟，紧接着做 3 个快速的缩放，这样练习 2 个星期；之后在第 3 周进入保持 4 秒钟的练习，锻炼两个星期；在第 5 周和第 6 周，尝试盆底肌收紧并提升和保持 5 秒钟。如果你这样循序渐进地练习，依旧感觉很难进步，那么你可能需要考虑是否存在盆底肌一些肌肉的痉挛或紧绷。你可以参考第七章中介绍的缓解痉挛与减轻盆底痛的一些小贴士。记住，不要害怕去看几次女性健康照护物理治疗师或理疗师。

小贴士 9：最为理想的是每天都进行盆底—核心启动训练。最好是在每天的日常活动中进行这一锻炼。如果你偶尔有一天或两天没有做，也不要担忧。对于忙碌的妈妈们来说，这种情况肯定会发生。你只要之后续继续坚持锻炼就好了。

你完成了！你刚刚学习的唤醒盆底肌可能是最佳的一项运动，这加速了你平坦小腹的进程，如果你每天都坚持锻炼，也会很快让性生活变得更加愉悦。

再次强调，尽量每天进行盆底—核心启动锻炼 3 次。

如何充分利用盆底—核心启动

1. "打喷嚏前收紧盆底肌。"为了预防漏尿现象的发生，在大笑时，或者你感觉要咳嗽或打喷嚏时，尝试快速地收紧盆底肌。

2. 当你要从椅子上站起或者要提起重物时，尝试快速地收紧盆底肌。

3. 尝试进行一系列盆底—核心启动训练来缓解背部与盆底痛。

★ ★ ★

恭喜！现在，你先已经学完了预备阶段的所有训练动作。你要根据现在处于孕期或产后的哪个阶段来决定什么时候开始每天的训练，以及在进入高阶强化训练之前需要锻炼多久。你知道，我在前面的章节已经交代了这些信息，但为了方便你查阅，让你更为清楚地理解，我在此再做一个总结。

预备阶段的训练—确定开始以及结束的时间			
	什么时候开始？	在增加高阶强化训练项目之前，我需要坚持预备阶段的训练多长时间？	我需要注意些什么？
孕期	今天	直到分娩时	避免以仰卧（身体平躺）的姿势进行锻炼
阴道分娩，产后6周以内，没有经历复杂困难的产程，没有任何并发症	分娩后 24~48 小时	坚持练习到产后6周例行检查时。只要医护人员提示你"一切都好"便可以进入高阶训练。在进行高阶强化训练之前，要确保至少进行了1周的预备阶段训练	

预备阶段的训练—确定开始以及结束的时间

阴道分娩，产后 6 周以内，有会阴侧切或 Ⅲ 度撕裂或 Ⅳ 度撕裂	分娩后 24～48 小时	坚持练习到产后 6 周例行检查时——只要医护人员提示你"一切都好"便可以进入高阶训练。在进行高阶强化训练之前，要确保至少进行了 1 周的预备阶段训练	产后 6 周例行检查医护人员表示"一切都好"之前，不要进行盆底核心启动训练
剖宫产，产后 6 周以内	请参考表格"改良的预备阶段训练——剖宫产妈妈"	坚持练习到产后 6 周例行检查时——只要医护人员提示你"一切都好"便可以进入高阶训练。在进行高阶强化训练之前，要确保至少进行了 1 周的预备阶段训练	请参考表格"改良的预备阶段训练——剖宫产妈妈"
生过孩子已经有一段时间的妈妈，肯定是在产后 6 周检查以后	今天	在进行高阶强化训练之前，要确保至少进行了 1 周的预备阶段训练	

最后，不要忘记你可以在日常生活中的碎片时间进行预备阶段的训练。我的顾客说这是让她们完成所有练习最为从容的方式。

★★★

这是预备阶段训练所有内容的介绍。请看附录 B 以表格形式对预备阶段所有训练动作的总结。请按照前面表格中我介绍的时间点以及进阶时间进行操作。如果你已经准备好了，那翻到下一页开始学习高阶强化训练吧，以后每个星期你都要花几天进行这些锻炼。

本 章 参 考 文 献

1 Bump R, Hurt WG, Fantl JA, et al. Assessment of Kegel exercise performance after brief verbal instruction. *American Journal of Obstetrics and Gynecology*. 1991;165:322 – 329.

2 Sapsford R. Rehabilitation of pelvic floor muscles utilizing trunk stabilization. *Manual Therapy*. 2004 Feb; 9(1):3 – 12.

3 Hodges PW, Sapsford R, Pengel LH. Postural and Respiratory Functions of the Pelvic Floor Muscles. *Neurology and Urodyamics*. 2007; 26(3):362 – 371. doi: 10. 1002/nau. 20232.

第十五章　高阶训练

　　如果你已经完成了预备阶段的训练，那些被激活的肌肉便可以进入下一阶段更具挑战的训练了。在这一章，我将教你高阶训练——强化锻炼，你将在接下来的 6 周里进行。如果你能够认真的进行训练（每周三次），等到训练结束后，你会爱上自己的肚子看上去的样子。你的身体也将更为强壮——由内而外！

　　在我开始讲解具体细节之前，这里有一些提醒。首先，你要记得保持充足的水分摄入，特别是如果你还在母乳喂养的话。第二，当你在做这些训练时，请注意关于呼吸以及大声数数的那些提示，并且按照说明准确执行。记住你的核心肌肉在它们相互之间能够协同工作时效率最高，而恰当的呼吸有助于你腹部所有肌肉同步活动，这才会形成平坦的腹部。保证正确呼吸的最佳方式是大声数数，我会在具体动作指导中提示你如何去做。大声数数将保证你的胸膈肌与其余的核心肌肉协同工作。

　　第三，我希望你能够注意自己的身体排列。身体排列检查是所有训练动作的起始姿势。如果你之前跳读没有阅读第十一章关于身体排列的内容，那么你最好先回顾一番，并确保你知道应该如何进行身体排列检查，因为这是所有训练动作的起始姿势。

要记得保持充足的水分摄入，特别是如果你还在母乳喂养的话。

你知道吗？

以下是身体排列检查的所有项目：

- 自然中立的骨盆位置
- 从骨盆起向上伸直脊柱
- 呼气同时将胸部摆在骨盆正上方
- 肩膀转动
- 下颌收拢

你的新例行程序

你对下面很多事项已经熟悉。我希望你能在高阶训练阶段仍然像以前那样继续预备阶段的动作练习。在高级阶段，我们可以对预备阶段的训练稍微做些调整。现在你已经进入了高级阶段，我希望你能这样做：

1. 身体排列检查。每天进行，利用它每隔一小时检查身体排列（最为理想的频率）。

2. 呼吸训练。力求每天一次，每个呼吸练习进行 2 到 3 分钟。变换姿势：身体平躺，坐着和站立。

3. 热身训练。每天进行。

4. 步行锻炼。尽量每天步行 30 分钟。你要注意如果哪一天你一下子步行不了 30 分钟，你可以分成 2 次或 3 次 10 分钟的步行。

5. 盆底—核心启动训练。先以盆底肌收紧和提升并保持 4 秒钟开始，紧接着做 4 个快速的缩放动作，组间休息 8 秒钟。之后逐渐增加盆底肌收紧和提升到保持 5 秒钟，然后完成 5 个快速的缩放，组间休息 10 秒钟。每次总共练习 10 组，每天进行 3 次锻炼。变化姿势：身体平躺，坐着和站立。**注意：**你可能需要练习几个星期以后，才能进展到盆底肌收紧和提升并保持 5 秒钟，然后再做 5 个快速的缩放。

如果你因为有Ⅲ度或Ⅳ度裂伤，刚刚才开始增加盆底—核心启动训练到你的康复计划中，从"盆底肌收紧和提升并保持 3 秒钟，然后做 3 个快速缩放"

进展到"保持 5 秒钟"至少需要 2 个星期的练习时间。请回顾第十四章查看全面的讲解。

6. 我在后面会讲述高阶强化训练。你需要每周进行 3、4 次。

"启动器"训练项目可以帮你"启动"或"唤醒"目标肌肉，好让它们处于最佳工作状态。

完整的强化训练项目

我们会以两个"启动器"练习开启高阶训练项目，即俯身与单脚站立。我称这两个练习为"启动器"是因为它们可以帮助你"启动"目标肌肉。换言之，这两个练习可以教你如何利用身体来激活你的核心肌肉，使其得以"启动"或"唤醒"，好让它们处于最佳工作状态。在每周 3 次的强化训练中，你要先做上述这两个动作——每个动作练习几次——作为你进入强化训练之前的热身动作。

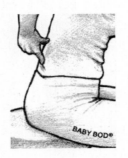

俯身

学习这个启动练习很重要，有两个原因；首先，它有助于你在进行锻炼时保持良好的姿势和身体排列。第二，俯身动作练习将教你从臀部弯曲而不是从背部弯曲。你需要在锻炼时和在一些日常活动中这样操作，比如当你弯曲身体把宝宝从婴儿床抱起来时，或当你把物品从购物车里拿出来时。现在，我会介绍这个动作。在下一章，我会教你怎样在日常活动中植入这样巧妙的运用身体的方式。

先坐在椅子上练习俯身动作，之后进展到以站立姿势进行，这是强化训练前的热身动作。

俯身—端坐姿势

开始时：坐好，先进行身体排列检查，保持良好的身体排列。确保你的胸部是摆在骨盆正上方。之后将你的食指与拇指放在你的腰上（如图所示）。在你学习这个动作的过程中，将手指保持在那里，你的手指帮你监测腰部是否有不必要的弯曲。

- 保持良好的身体排列，之后往你的膝盖方向轻轻地向前移动胸腔，过程中不能让背部形成弧线。如果你感觉到食指与拇指互相分开，或者你感觉后背在弯曲，就应停止移动。之后，再次尝试。向前移动，就好像在向前俯身。[A]

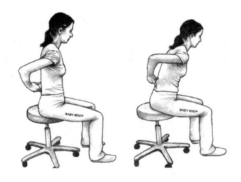

- 以端坐的姿势进行多次尝试，直到你感觉自己能够不用弯曲腰背而向前俯身。
- 开始时用手指帮忙监测腰背的移动，之后尝试不用手指放在腰背上监测。

当你感觉能以坐着的姿势俯身之后，开始尝试以站立的姿势进行。

俯身—站立姿势

开始时：站好，进行身体排列检查。将你的食指与拇指放在腰上，在你学习这个动作的过程中，将手指保持在那里。用手指帮你监测站立俯身时腰部是

A 假想有一根直的长棍从骨盆到头盖骨绑在身体的后面，你可能感觉做俯身动作会容易些。

否有不必要的弯曲，之后进展到不用手指帮忙监测进行这个动作，如插图所示。

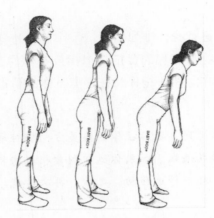

- 保持膝盖稍微放松。无论是你将手指放在腰上时，还是后期动作练习过程手臂放松地垂下时。
- 慢慢地向前弯屈你的躯干，仿佛是要俯身，确保是通过弯屈臀部而不是腰背向前移动。
- 注意只是让胸腔下降 20 ~ 30 厘米，当你感觉要弯屈腰背时则停止。20 ~ 30 厘米是平均的弯曲程度。如果你发现自己身体能"折叠"，则已经弯腰了，动作操作错误，过犹不及。
- 在进行强化训练之前，进行 5 次这样的热身动作练习。

单脚站立

开始时：侧身靠近椅子站立，先进行身体排列检查。将一只手扶在椅背上（如果你的椅背不是很稳定，你可以使用梳妆台或者厨柜台面）。

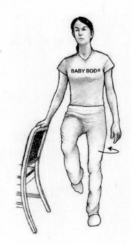

- 将靠近椅子的那条腿抬起，保持这条腿的膝盖弯曲，如图所示右腿弯曲抬起。
- 左侧大腿朝离开椅子的方向旋转并保持这个姿势10 秒钟。当你保持这个动作时，大声数数，数10 下：1 秒，2 秒，……，10 秒。要确保胸腔或骨盆不活动。当你保持大腿离开椅子向外转的姿

势时，你应该感觉到单脚站立的那半边屁股即左侧屁股被收紧。

- 在进行强化训练之前，两边腿各进行 3 次这样的单脚站立练习，作为热身训练。

强化训练

现在，让我们进入到强化核心肌肉和平复肚子的针对性训练的学习。我们先从抬臀练习开始。

强化训练会强化你的核心肌肉并让你的肚子变得平坦。

抬臀

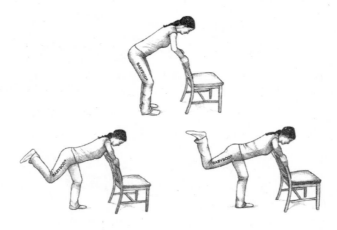

开始时：面向椅背站立，先进行身体排列检查。将你的双手扶在椅背两边。**注意**：双手扶在椅背两边的位置要足够低，以防椅子向后翻倒。身体从臀部向前弯屈俯身。利用双臂支持身体的部分重量，并且保持身体排列检查的姿势。

- 一条腿的膝盖弯曲 90 度，呼气的同时将弯曲的这条腿的大腿向天花板抬起，并保持这个姿势数 5 声。[B] 在你保持这个姿势的时候，大声数数：

B　当抬起腿的时候，你可能很容易弓起背部，但你要尽量使用臀部肌肉抬起腿的同时保持良好的身体排列。

1 秒，2 秒，……，5 秒。你在抬腿的时候，要注意不能转动骨盆或弯曲背部，背部要保持伸直。

- 之后，保持这条腿被抬起的状态，将腿向上向下移动 3 厘米左右，来回 5 次（类似于 5 个脉冲震动）。在你上下来回移动腿部的时候，大声数数，"1—上，2—上，3—上"，以此类推。
- 返回到开始时的姿势，每条腿重复操作 5 次。

架桥

开始时：身体平躺在垫面上，枕一个薄的枕头（或者叠起来的毛巾）来支持头部，进行身体排列检查。

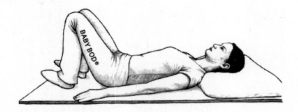

- 双膝、臀部和脚踝弯屈。脚后跟压住垫面，脚掌抬离垫面，脚趾朝向天花板。

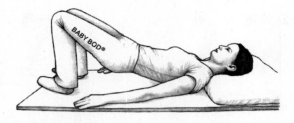

- 当你慢慢的将臀部抬离垫面的同时呼气，臀部抬起到与肩膀和膝盖呈一条直线。你要确保骨盆与胸腔保持在同一平面上，不要拱起肚子和后背。
- 保持这个姿势 5 秒钟，同时大声数数，数 5 秒。

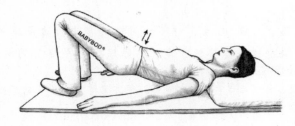

- 保持这个架桥姿势，做 5 个快速的、短暂的向上抬起动作，仿佛你是在朝天花板移动或脉冲颤动骨盆，来回向上向下 2.5 ~ 3 厘米。在你脉冲震动骨盆的时候，大声数数："1—上，2—上，3—上，以此类推。"
- 之后，慢慢地将身体放下回到开始时的姿势。
- 照这样做 5 次。

足跟轻叩和足跟滑行

这个练习的目的是为了让你能够在移动脚的时候不会摇动骨盆。我会让你按两个阶段进行。开始先做足跟轻叩练习至少 1 星期，之后进展到下一阶段，足跟滑行。如果在进入第二阶段的练习时，你感觉骨盆会晃动，那么你需要重新回到足跟轻叩练习并继续锻炼 1 星期的时间。

足跟轻叩

开始时：身体平躺在垫面上，枕一个薄的枕头（或者叠起来的毛巾）来支持头部。

掌握足跟轻叩可能需要几个星期的时间，所以不要心急。保持良好的身体形态是关键。

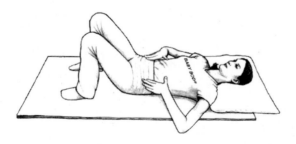

- 臀部和膝盖弯曲，将脚平放在垫面上。
- 进行身体排列检查。
- 之后，将拇指放在胸腔底下，其余手指放在骨盆髋骨处（看示意图）。在练习的整个过程中，手始终这样放置，用以监测身体是否发生了不必要的移动。

- 轻轻呼气并抬起一只脚后跟，脚后跟离开垫面向上5厘米的距离，动作操作的过程中要避免骨盆活动。之后，这只脚保持在垫面上方，然后将脚向前伸——离开臀部几英寸（五六厘米）远。

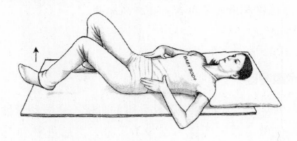

- 将膝盖向上抬然后再落下来到原处，同时大声数数（"上—1秒，下—1秒"，以此类推）过程中，继续监测骨盆是否有移动，用你的手指来感觉骨盆的移动。如果你感觉骨盆有晃动或扭动，需停止练习，从头重新开始这一动作。然后尝试降低你脚后跟抬离垫面的高度。你需要在重新开始练习时，将向上向下来回移动腿部的距离减小一点（仅仅几英寸），之后当你在骨盆不移动或扭动的前提下，逐渐进展到能够上下来回移动腿部更大的距离。
- 每条腿这样练习10次，每次就这样练习1组（不要忘记在你上下移动腿部的时候要大声数数："上—1秒，下—1秒，上—2秒，下—2秒，上—3秒，下—3秒"，以此类推。在你两边腿分别进行10次上下移动时，都不要屏气）。

足跟滑行

当你掌握了足跟轻叩动作，并且能够在左右两腿上下移动时不扭动骨盆以后，便可以进展到足跟滑行训练。掌握这个训练可能需要几个星期的时间，所以不要心急。保持良好的身体形态很关键。

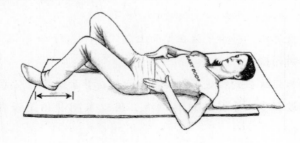

- 开始姿势与足跟轻叩训练是一样的，身体平躺在垫面上，双膝屈曲。将一只脚后跟向上抬离垫面5厘米距离，并且向前伸，距离臀部40～50厘米远。用你的手帮忙监测骨盆是否有晃动。当你向上抬脚的时候不要忘记呼气。
- 大声数数，这里不做足跟轻叩，保持你的脚在垫面上方5厘米高，将脚向前滑行15～25厘米远，之后将脚收回到开始时的位置，脚底不要落在垫面（整个操作的过程中，你要确保肚子、骨盆和胸腔不动。用你的手帮忙监测身体是不是有晃动，不要忘记继续出声数数）。
- 脚底不要接触到垫面，继续向前向后来回滑行10次（如果你感觉到骨盆有晃动则需停止练习，之后重新开始。缩短脚在垫面上方向前"滑行"的距离。你可能需要在开始练习时先尝试将脚向前移动2.5～5厘米的距离，之后在你不晃动骨盆的前提下，再慢慢进展到"滑行"更远的距离）。

侧腿滑行

开始时：希望你能掌握好这个姿势，因为这是后面很多垫上训练的起始姿势。

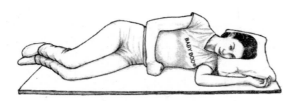

- 身体侧卧，头下面放一个枕头或者折叠的毛巾为头部提供支持作用。
- 先进行身体排列检查。确保头部得到支撑，这样可以保持脊柱伸直（假设从你的身后看去，你的脊柱应该就像那些记忆床垫广告上展示的一样）。
- 将上面的一只胳膊放在肚子前面，抵在肚子上，就好像你自己拥抱自己，然后稳固手腕同时握拳。将拳头轻轻地按压在垫面上，确保你的手腕伸直。在整个训练的过程中，拳头一直按压在垫面上。
- 将上面的手臂保持这一姿势，同时轻轻地将你的肩胛骨往后背中央也就是你的胸罩搭扣处拉。在整个训练的过程中，保持这一姿势。
- 弯曲两腿的膝盖，大腿向前弯曲45°，两腿膝盖间形成90°（如上图所示）。

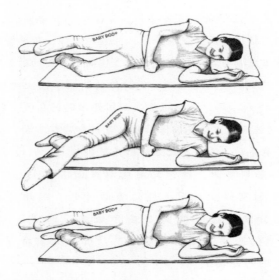

- 之后，伸直上面的一条腿并抬起与臀部同高（不要高于臀部）。
- 将上面的这条腿向前移动，同时呼气和大声数数（以数秒的方式数数），要保持膝盖伸直没有弯曲。当你感觉到大腿后面的张力时停止。
- 之后，将上面这条腿移动，返回到它与身体其他所有部分都成一条直线的位置，也就是你进行动作练习时的起始姿势。腿不要再往后移动，以免移动到了身体后面。你要确保在整个侧腿滑行的过程中，膝盖始终保持伸直。
- 左右两条腿，各自进行以上滑翔练习 15 次。

注意： 在开始练习时，只进行部分的滑翔是可以的。在你移动腿部做侧腿滑翔动作时，当你感觉到膝盖或大腿后面的张力时，你需要停下来，回复到动作练习起始时的姿势。这个训练针对的是臀部肌肉。如果你在训练时超出自己本来的灵活性范围，你可能会迫使自己采用不正确的身体形态并强化不正确的肌肉群。不要因此而气馁，只要坚持按时练习，你会逐渐掌握如何正确地进行这一动作。如果你坚持在比较容易的幅度以内移动，你的身体会逐渐地增加灵活性，最终你将能够以更大的幅度移动你的腿部进行侧腿滑翔。

此外，当你在进行训练时，你要意识到骨盆的稳定性非常重要。不要向后转动你的骨盆！很多训练者在向后移动腿部的时候，会有往后转动骨盆的趋势。你可以用你的胳臂帮忙监测：如果你感觉身体偏离胳膊往后移动，则说明你的骨盆有活动。如果这种情况发生，你需要停下来，从头开始进行练习。

侧腿画圈

开始时：做到与侧腿滑翔开始时一样的姿势。

- 伸直上面的一条腿并抬起与臀部同高（不要高于臀部）。
- 将上面的这条腿按顺时针方向转动画圈 10 次，然后按逆时针方向转动画圈 10 次，过程中同时呼气和大声数数（设想以你的大脚趾画圈，圆圈大小如同一枚硬币的大小）。

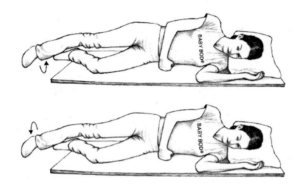

下面腿抬高

开始时：做到与侧腿滑翔开始时一样的姿势。

- 从臀部和膝盖弯曲上面的一条腿，弯曲角度为 90°。膝盖弯曲后，上面的腿接触在（落在）垫面上。
- 将下面的一条腿的膝盖和臀部伸直，在动作练习的整个过程中，保持伸直的状态。
- 将下面的这条腿抬高 5 厘米（不要抬更高），然后将腿放下来，每条腿完成抬高动作 20 次。这个动作是快速操作，你在做的时候好像是向上向下的脉冲震动，同时大声数 1，2，3，4……动作不能慢。

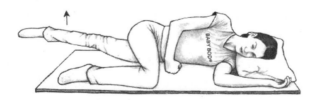

膝盖触地（着陆）

开始时：做到与侧腿滑翔开始时一样的姿势，一条腿向前跨出45°，膝盖弯曲90°。然后：

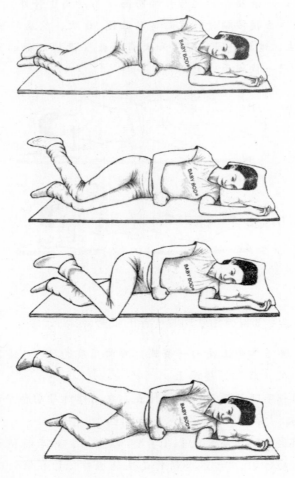

- 首先，两条大腿保持并拢在一起，朝天花板向上抬高上面一条腿的脚（通过将一条大腿转向另外一条大腿进行这一动作。你的感觉好像是将膝盖骨往里面转）。
- 保持膝盖弯曲，将膝盖向前向下移动，并接触（落在）垫面。
- 然后往后收回这条腿，直到上面这条腿与身体形成一条直线，腿部高于臀部（在你抬起腿部的时候，应确保骨盆不动）。

- 每条腿练习 10 次，在动作过程中需呼气，同时大声数数。

搭桌面—肋骨扩展

开始时：将你的双膝和双手接触在垫面上。在做这个训练时，你需要脱掉鞋和袜子。保持脚踝弯曲，脚趾折曲（在下面卷曲）。转动手掌，使得左右两手的手指相对。将臀部摆在膝盖正上方，肩膀摆在手掌正上方。进行身体排列检查，确保你的头、颈部和骨盆在同一个水平面上。

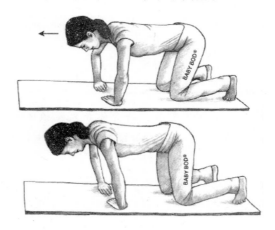

- 稍微弯曲一点胳膊肘。
- 保持脚、膝盖和手掌着稳在垫面上，向前移动身体使得胸部位于手掌正上方而不是肩膀位于手掌正上方。在整个动作练习过程中，尽量保持脊柱伸直，头部与脊柱保持在一条直线上。
- 保持这一姿势，胸部在手掌正上方，练习胸腔扩展呼吸。
- 保持这一姿势 15 秒钟时间，重复练习 2 次。逐渐增加这一动作保持的时间，直到你能够一次保持 30 秒钟时间，能够连续进行 2 次练习。

注意：如果你将两边手指相对会感觉到疼痛，那么可以稍作调整，手指相对的幅度可以不要那么大，如果你出现这种情形，那么你需要多练习前面我教你的巴厘舞动作，以便让你能够更自如地转动手部。

侧身平板支撑

开始时：身体侧躺，你的大腿与臀部伸直，膝盖弯曲 90° 角。进行身体排列检查，用胳膊肘撑起身体。

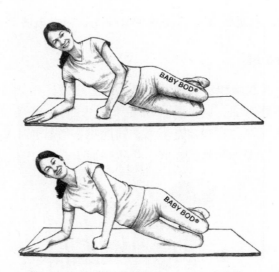

- 通过一只手握拳向下压住垫面，将身体朝天花板方向—向上撑（请参考上面示意图）。保持臀部伸直，同时躯干不要转动。

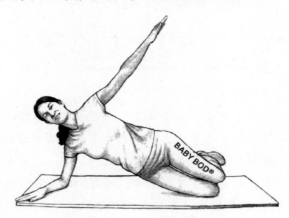

- 保持身体在同一水平面上，将握拳的那一只手向上抬起，伸直。
- 保持这一姿势15秒钟时间，同时大声数数。身体两侧分别练习2次。
- 逐渐地增加侧身平板支撑这一姿势保持的时间，直到你能够保持30秒，每次练习时身体左右两侧各练习2次。

椅子上蹲坐

开始时：靠墙放一把椅子，椅子抵在墙上。不要使用下面有轮子的电脑椅。在进行这个动作训练时，你应该穿胶底运动鞋或赤脚，以免在下蹲时滑倒。背对椅子站立，双腿距离椅子面 17 ~ 23 厘米。进行身体排列检查。

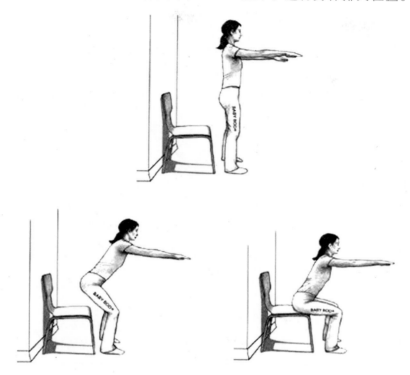

下蹲操作：

- 保持你的手臂在身体前面伸直，开始俯身动作。
- 然后通过向后移动臀部继续弯曲，弯曲你的臀部与膝盖。
- 慢慢地下蹲，直到你坐在椅子上。

注意：你刚开始学习这个在椅子上蹲坐的动作时，可以使用一个瑜伽砖或者一本厚书垫高座位，先练习较小幅度的下蹲。

站起来：

- 两脚平放在地面上，将身体移动到椅子边上。
- 将手臂放在身体前面伸直，好像超人。
- 以端坐的姿势上身伸直前倾，弯曲臀部而不是弯曲你的腰部。
- 你的前脚压住地面，同时你从椅子座位上站起。尽量以俯身的姿势站起来，想象你站在跳水板上时身体的感觉。不要将身体朝天花板方向向上垂直站起。当站起大约 3/4 的高度时，你再将身体完全直立，垂直于地面。

● 每次练习时，连续进行 10 次。

椅子上蹲坐：如何保证正确的身体形态？

当进行椅子上蹲坐训练时，你应确保不能拱起颈部或背部。在整个练习的过程中，你应该将头部与胸腔保持在同一平面上，胸腔在骨盆上方并与骨盆保持在同一平面上。

站蹲

逐渐进展到不使用椅子进行站蹲。你仍需要穿胶底运动鞋或者赤脚。记住要保持良好的身体排列，同时呼气，或者在你下蹲和站起的时候大声数数。

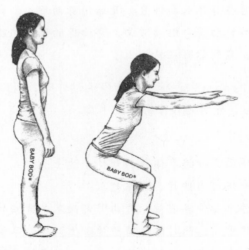

每次做 10 个站蹲练习。

拉"太妃糖"动作

拉太妃糖动作端坐

开始时：坐在一个坚实的硬座位上，不要有轮子的座椅或者沙发床。进行身体排列检查。

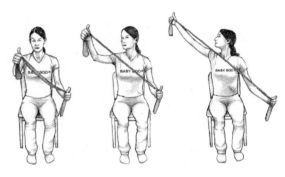

- 用手抓住弹力带，大拇指向上竖起来，弹力带两头余留一部分牵拉下来。
- 在身体的前面，将一只手处在肩部的水平位置，另一只手放在腰部以下。这整个动作练习的过程中，眼睛始终注视抬高的那一只手臂的大拇指。
- 在你移动手臂向相反方向的斜对角拉弹力带的同时开始大声数数，一只胳膊抬高另一只胳膊放低的同时胳膊肘逐渐地伸直。
- 当胳膊伸直，弹力带触及胸部时，停下来。
- 回到这一动作开始时的姿势。
- 每次身体两边分别重复练习 15 次。

拉太妃糖动作站立

当你以端坐姿势练习拉太妃糖的动作至少 3 个星期以后，你可以进展到以站立的姿势进行练习（同样，每次练习时，身体两边分别重复 15 次）。

注意：你用较小的力便能完成这个训练。如果你发现这个训练很难操作，可以先尝试不使用弹力带进行模拟训练，然后开始使用一个较长较松的弹力带进行训练。随着你身体越来越强壮，你可以缩短弹力带的长度，使用较短一部分弹力带，这样会增加阻力。但是，你要记住，选择较小的阻力以良好的身体形态完成这个训练好于为了克服更大的阻力而运用不良的身体形态。

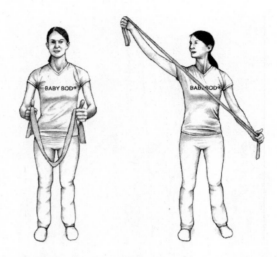

在这里，我说的不要运用不良身体形态的意思是：你在进行训练时，不应拱起或抬起你的胸部，或者弯曲颈部。如果你发现自己这样做了，需要松一松弹力带。

以上讲述的就是高阶训练—强化锻炼。你需要进行为期 6 周的锻炼来完成身体训练计划。

如果你想恢复健身房的锻炼

如果你是健身房的会员，而且你对回到健身房甚是想念，只要你不进行一些疯狂的运动项目，现在是恢复健身房锻炼的恰当时间。我建议你在开始更有挑战性的一些运动之前先完成训练计划。如果你有培训老师，你可以让她们按照这个训练计划，在你训练进阶的过程中，辅助或适时地指导你。

如果你想增加自己燃烧的热量数而且想进行有利于心脏的锻炼，在进行 Baby Bod® 训练计划的间隔，你可以添加低强度的有氧锻炼。但是要注意避免"震击"性的动作；在通过直腿抬高测试与跳跃测试之前（请在第五章回顾这两项测试的操作方法），你不要进行跳跃或者跑步的运动。

关于健身房其他一些运动项目的注意事项：

固定式力量训练器：我不推荐这些，因为它们没有考虑到身体稳固性训练。你最好不要为了增加力量而使用力量训练器、弹力带和复合拉伸机。现在你要清楚自己不能负重，另外也要避免较大的阻力。采用良好的身体形态进行较轻的力量训练和进行更多次的重复练习，好过负重力量训练。

跑步机：当你恢复健身房锻炼时进行跑步机训练是可以的，但是你需要逐渐提高速度加快步行。刚开始时调到较小的坡度，当你的耐力提升后再逐渐地将斜坡调高。我建议你在产后至少 3 个月以后，能够通过直腿抬高测试和跳跃测试以后（可在第五章回顾这两项试验的操作方法），再考虑恢复跑步机锻炼。

固定式脚踏车：只要你坐在脚踏车的座位上没有感到疼痛，是可以进行脚踏车训练的。你可能会感觉使用卧式侧躺型健身车比使用直立式脚踏车更为舒服。

椭圆机：在产后 3 个月以内，你要注意调节到较小的运动阻力和较小的坡度。另外，我建议你在使用椭圆机时握住护栏（手柄）而不是使用移动臂。

产后短期内，你需要注意避免剧烈运动

是的，我知道。你迫不及待想要恢复孕前自己擅长的那些运动。但是，一定不要心急。如果发生运动损伤，你的产后恢复将受到很大的影响。这也是我建议你等到生完孩子 3 个月以后，而且通过了直腿抬高测试和跳跃测试以后（可在第五章回顾这两项试验的操作方法），再考虑进行包含高强度（跑步、跳跃和负重的活动）锻炼或运动的原因。如果你在进行直腿抬高试验和跳跃测试时发现骨盆带有帮助，在你进行锻炼的时候可以使用骨盆带。有关这些，你可以翻回到第五章查看更多信息。

团体课程

团课是一种让你与他人一起活动的极好方式，可以让你学会一些基本常识并且意识到孕期或产后女性的需求与身边其他正在进行锻炼的人可能有所不同。以下是我的一些建议：

瑜伽课：至少在产后 3 个月以内，在进行动作练习时，你不要过度地伸展而超出自己的柔韧度范围。如果你还在母乳喂养宝宝，直到断奶 3 个月之前，你都要有所注意。

集体训练：在产后 6 周例行检查以后，你可以开始一些低强度的课程。但是，在产后 3 个月以内，不要开始引入力量、跑步和跳跃等高强度的训练课程。如果你还在母乳喂养宝宝，直到断奶 3 个月之前，你都要有所注意。

室内自行车训练班：你要尽量等到产后 3 个月以后再考虑室内自行车训练。很重要的一点是：你要确保在运动时不屏气，屏气会增加腹压，腹压的增加将加大连接腹直肌的结缔组织所承受的负荷以及盆底肌受到的压力。

★ ★ ★

前面篇章介绍的就是身体训练计划，但还没有结束。你想怎样好好地保护和优待你自己的背部和颈部呢？在下面两章，我将介绍一些有利于身体恢复的母婴用品，另外教你采用良好的身体力学机制完成每天的育婴任务。

第五部分

日常生活中的操作指导

第十六章　一些母婴用品对你的身体也很有益[1]

你还记得儿童故事《金发姑娘与三只熊》吗？购买像折叠式婴儿车、婴儿提篮和婴儿家具这些育婴用品有点像这个故事。第一个可能太大了，另外一个可能太小了，第三个可能正好，这些判断是根据你的预算以及你的身体来说的。

我在这里强调了你的身体，因为很少有妈妈（或她们的伴侣）好好考虑过这一点。通常，大多数人在想到人体力学机制时，趋向于考虑办公室桌椅或者工作场所的设计，以及这可能对背部、颈部或腕关节的影响。大多数父母没有想到育婴设备的人体力学设计，或者这些他们每天都会使用的育婴用品的设计或尺寸对身体可能造成的副作用。

选择并正确地使用最好的母婴用品来预防身体疼痛的发生。

你很幸运，就此我为你考虑了很多。照顾你的孩子可能引起你身体上的很多压力和张力。如果你在活动时动作姿势不正确，也没有使用一些母婴用品来支持背部、颈部、肩部和关节，这可能会造成一些不可避免的疼痛。我会传授给你一些小贴士，通过选择有益于身体的最好的母婴用品和正确地使用它们来预防身体疼痛的发生。在这一章，我会提供给你一些指导，你在考虑购买母婴用品或者从亲戚朋友那里取得这些用品时，可以使用这些指导。

你知道吗？

　　如果你很认真地按照训练计划进行锻炼，你在购买育婴工具时则有另外的原因顾及自己的身体。你知道每当你纠正身体排列时，你是在帮助肌肉支持你的腹部更为有效地工作？所以，你为什么还要使用那些不利于身体排列的育婴工具呢？

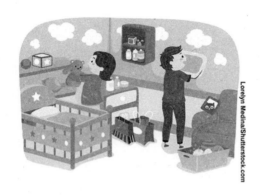

母婴用品[2]

婴儿床

　　在 2011 年以前，婴儿床制造商会销售那种可下拉挡板的婴儿床。因为把挡板放下来，可以不用弯身抱宝宝，这种婴儿床用起来给人感觉更方便。但是在 2000 年到 2010 年间，有 32 名婴儿因为使用这种婴儿床而丧命，这种类型的床遭到投诉。之后，美国消费品安全委员会禁止销售这种可下拉挡板的婴儿床。

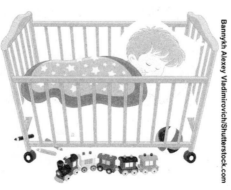

现在市场上的婴儿床的设计都是固定式挡板。大多数的婴儿床可以通过放低床板高度来调节床垫高度。这样，当宝宝逐渐长大并且会坐，或者开始爬或站立时，你可以放低床垫高度，保证宝宝不从床上爬出来或者从床上掉下来。

这样会保障宝宝的安全。但是，床垫放得越低你就需要更大程度地弯腰，造成更多的背部牵拉。幸运的是，有一个简单的方法可以帮你保护背部。你可以放一个小脚凳在婴儿床边上。当你准备将宝宝从婴儿床抱起来的时候，你可以将一只脚先搭在脚凳上。或者如果你身材娇小的话，你可能发现站在小板凳上伸手去抱宝宝会容易些。

脚凳

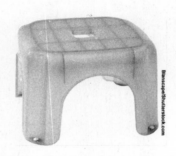

我可以给你的最好建议之一就是，买几个便宜的脚凳，大约 23 厘米高和 38 厘米宽，可以放在婴儿房或者房间的其他地方使用。这些小脚凳有很多用处。你可以放一个脚凳在换尿布台旁边，当宝宝在地板上玩耍时，你也可以坐在小板凳上陪宝宝。如果你选择坐在地板上，当你从地板上站起来的时候，你可以将一只手放在板凳上向下按住，支撑自己起来。在厨房的水槽旁边或者任何你需要经常弯腰的地方放一个小板凳也是不错的主意。在你的日常活动中，你应该时常想到采用良好的身体排列来保护自己的腰背。

换尿布台

最为理想的换尿布台的高度应该是比你的胳膊肘稍微低一点。如果你找不到跟你的身高相匹配的换尿布台，你可以在换尿布台旁边放一个小板凳，将一只脚搭在小板凳上可以缓解背部受到的牵拉。如果你个头比较高，你可以在换尿布台

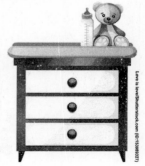

上放一个厚垫子调高桌面。如果你个头比较矮，在换尿布时，你可以站在小板凳上来减轻弯腰和扭转身体对腰背造成的牵拉。

记得你应该把需要用到的物品放在手容易够到的地方，比如放在换尿布台的桌面上或者换尿布台最上面的一层抽屉里面。另外你可以放一个置物架在换尿布台上面，架子上面的物品要容易拿到，同时它要足够高以留足空间供你给宝宝换尿布。对大多数人来说，置物架的高度是桌面以上 60 ~ 90 厘米高，但是具体的合适的高度还是取决于你自己的身高。

舒服的椅子

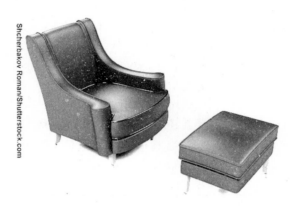

Shcherbakov Roman/Shutterstock.com

另外一种妈妈们不能没有的用品是舒适的椅子，你在给宝宝哺乳或喂奶瓶时可以坐在上面。因为每天要花很长时间喂新生儿，你最好准备一把可以提供腰背部支撑同时又有扶手的椅子。斜靠躺椅也是不错的一种选择，因为它还可以为腿部和脚提供支撑。另外，你可以选择另外单独配有脚凳或搁脚凳的椅子。

如果你用家里原来的椅子，你可以使用靠垫来支撑腰背和手臂。喂奶用护理枕，可以放在膝盖上，在你喂宝宝时它可以支撑并抬高宝宝，让你避免弯腰。

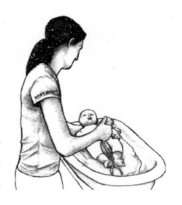

婴儿洗澡盆

你最好选用专门的"婴儿洗澡盆"来给宝宝洗澡，而不是去弯腰使用普通的浴缸，这样会让你更轻松一些。一些婴儿洗澡盆的尺寸适合放在厨房水槽或卫生间盥洗盆或橱柜台面上。你可以在很多百货商店和儿童用品商店买到这种洗澡盆。

婴儿背带和折叠式婴儿车

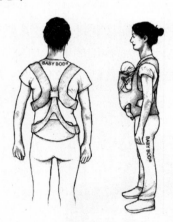

前置式婴儿背带，无论对婴儿还是对你来说，都是很好的用品。使用婴儿背带时，你两只手空下来可以同时做其他事情。但是，你要确保婴儿背带可以调节，能调节到正确的适合你的长度（如果你的婴儿背带不能调节到适合你的身体，那么这种类型的婴儿背带则不适合你，你不要用，可以做退货处理）。你需要注意厂家的使用说明书，特别是要看清安全使用背带的"起始"时间。一些背带是可以在宝宝很小的时候就可以用的，但是有的只能等到宝宝几个月大以后才可以用。

我在曼哈顿几乎每天都能看到一些妈妈和爸爸使用前置式婴儿背带兜着宝宝行走在路上……但是其中大多数人的使用方式不当。下面我会讲述如何调节婴儿背带，你要确保自己是通过骨盆和腿来支撑宝宝的体重，而不是你的腰背。

婴儿背带的底端应该放置的足够低，这样婴儿背带的包裹可以处于骨盆两边的髋骨部位。如果背带放置的恰当，它会转移肩部和背部承受的力量到臀部和腿上。背带应该绑得足够紧，这样包裹就不会往上乱拱。你要注意肩带搭在肩膀的中间位置。肩带不能太靠近脖子，也不能在快要滑落肩膀的位置。我经常看到的是：许多人将婴儿背带放得太靠上，放在骨盆上方，这将导致压力作用在背部。

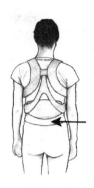

问题：看一下上面的示意图。看了前面我给出的建议，你觉得像上图这样捆婴儿背带，有没有哪里不恰当？

答案：这张图上的婴儿背带使用方式是不正确的，因为婴儿背带的长度太短而导致带子不是绑在骨盆上。另外，肩带搭在太靠近脖子的位置可能引起一些颈部与肩部的疼痛。你应该确保自己买的婴儿背带的带子足够长，底下的带子能够绑在骨盆上而不是腰部。而且，如我在前面所述，你要注意肩带不能太靠近脖子也不能在快要滑落肩膀的位置。

带着孩子行走的时候，要注意宝宝的头在你的下巴以下。这样的高度可以让你有足够的空间舒适地行走，并且将孩子的体重保持在靠近你身体重心的位置上。

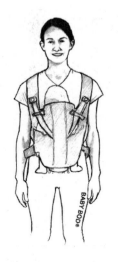
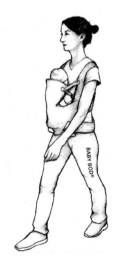

如果你正确地使用了婴儿背带，你应该可以保持良好的身体排列行走，能够很正常地、舒适地大步走。

在你使用前置式背带的时候，你应始终采用良好的身体排列姿势，当你把孩子放好后，记得进行身体排列检查。另外，在过程中也要记得经常进行身体排列检查，以确保你在移动、站立以及行走时处于最佳排列，避免背部和颈部受到的压力增加。

每个产品都有它自己的使用说明书。你要记得阅读说明书。如果你打算去看物理治疗师进行一些产后身体方面的处理，你可以带上自己的婴儿背带，让物理治疗师教你如何调节背带。

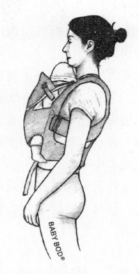

问题：你能看出来上图中有哪些不恰当之处吗？

回答：妈妈的身体排列不当，站立的姿势很糟糕。另外，婴儿背带放的太高了，宝宝的头已经靠近妈妈的下巴。背带底下的带子太高没有绑在骨盆上。

折叠式婴儿推车

如果你要买一部折叠式婴儿推车，不要看外观购买，你要根据自己的身体来选择。婴儿推车的购买要考虑到你自己的身高，它应该能够让你在使用时舒适地跨步。推车的把手高度可以让你的手臂能够保持几乎笔直，只是在胳膊肘处稍微弯曲。如果你身材高大，你应该选择能够调节把手高度，或者那种带有把手延长设计的手推车（有一种"通用型"把手延长器可以购买）。如果你身材比较娇小，可以选择小一点的手推车。

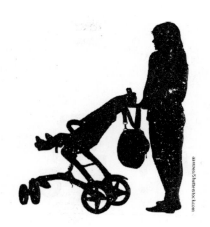

当你推车子时，如果能符合以下列出的这些条件，那么这种推车比较适合你。

- 保持头部和下巴向前，耳朵在肩膀的正上方。
- 身体尽可能地靠近车子。
- 保持手臂稍微弯曲（胳膊肘不要锁紧）。
- 当你握住把手时，腰背能够保持伸直。
- 在身体进行所有活动时，整个身体都可以移动，而不是仅仅手臂在动。

不论你的身高怎样，你应该确保手推车上可以放置婴儿纸尿裤袋子，这样你在推车外出时不用自己背纸尿裤。如果你的婴儿手推车上不能放这些物品，你可以购买一些钩子或者杯座安装在车子上。

如果你居住在城区，你要搜索找到适合城市居民的手推车型号。在网上有很多介绍的文章，而且也有很多评论。你需要一种很容易通过路边石以及人行道坑坑洼洼路面的手推车。

如果你的预算允许，有一种看起来像鸡蛋的非常贵的折叠式婴儿手推车，车子座位可以上下滑动调节。这种是最为理想的，因为在宝宝还小的时候，你可以把座位调高，方便将孩子抱出来、放进去。随着孩子月份的增长，宝宝个头长大，而且变重，你可以将座位调低，这样不用你去抱宝宝就可以自己爬进爬出。

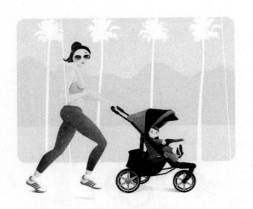

Marlon Lopez MMG1 Design/Shutterstock.com

　　如果你计划推着孩子进行慢跑运动，你应该选适合慢跑的手推车。[3]你可以选择一种重量轻的慢跑型手推车，因为抬和提重物会使下背部比较辛苦，特别是如果你在进行动作时姿势不正确的话。在下一章，我重点讲述如何正确地进行动作操作，我会介绍如何推着车子进行跑动而不引起身体损伤。

　　愉快而且聪明地购物！在下一章而且是最后一章，我们将学习如何在每天的活动中，在你一天到晚照顾孩子的过程中保持正确操作。掌握了这些招式，你将拥有平坦的腹部 ——而且不会发生背部和肩部的疼痛。

本章参考文献

1　APTA. Painless Parenting 101. Move Forward. http：//www. moveforwardpt. com/ resources/detail. aspx? cid = 610b67e1 − 3d67 − 4ce9 − a5b1 − 06c0c058fa66 #. VHzyhkktDIU. Published April 25, 2013.

2　APTA. Ergonomic Parenting：Best Ways to Prepare or Adapt to your Nursery. Move Forward. http：//www. moveforwardpt. com/resources/detail. aspx? cid = 3cb64c31 − 3803 − 4f97 − b516 − b87fa7e3d5db#. VHz1dEktDIU. Published May 7, 2013.

3　FIT4MOM. Safe Strides：Jogging Stroller Safety Tips. http：//fit4mom. com/latest/blog/safe − strides − jogging − stroller − safety − tips.

第十七章　在每天的活动中保持正确操作

恭喜！你现在几乎学习了我想要教授给你的所有的塑身计划，我确信你的身体将恢复得更加强壮、更加性感。你要记得每天继续坚持多次检查身体排列姿势，并且不要忘记在使力气的时候呼气！我还是希望你能翻到第十五章回顾一下俯身训练。你需要了解俯身动作是如何进行的，以便正确的进行本章中介绍的一些动作。

只剩下最后一点要教授给你了，是的，这跟本书中讲过到的其他方面一样都很重要。

你需要知道在活动时如何保持正确的身体排列。

在第六章，我讲述过良好的身体排列会促进核心肌肉自动地支持你的腹部和身体。如果你一天当中大部分时间要照顾孩子，或者做一些其他事务，这一点对你很重要。你需要知道在活动时如何保持正确的身体排列，我的意思是在你抱起宝宝来喂奶、拍嗝以及哄睡，或是弯身来给孩子换尿布和洗澡等等场景时，你应该知道怎么做。

如果你是有经验的妈妈，你生最后一个孩子也是几年前的事情了，这是否意味着你可以跳过本章内容？不。我希望你也能够认真阅读本章内容。下面我讲述的如何正确地提起和抱住重物的方法，同样适用于你。学习在日常当中如何正确活动（无论你是在生完孩子后什么时期）是让"妈咪肚"变得平坦，以及预防你在重复这样的活动时发生疼痛的最佳方法。

正如我跟我的顾客说的那样，"你需要在每天的活动中保持正确操作。"所以，我们现在来看看如何去做！

抱起孩子

如果你停下来并且数一数每天抱起孩子的次数，你可能会惊讶于这个次数之多。因为每一天都要经常地重复这个动作，你一定想要学习如何最省力地进行而且以一种可以避免疼痛的方式进行这个动作。

从婴儿床里抱起孩子

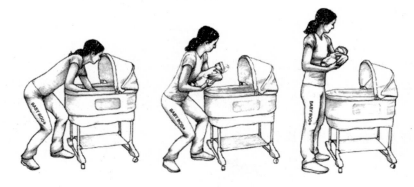

这里是从婴儿床抱起宝宝的步骤：

1．靠近婴儿床站立，对着孩子躺着的方向，避免扭转背部。

2．两脚间距离保持肩宽并且膝盖稍微弯曲。你可以将一只脚放在另外一只脚前面，类似于一个小弓箭步的姿势（请看上面的示意图）。或者你可以将一只脚放在一个小板凳上以预防下背部受压。

3．在屈身之前，你要确保良好的身体排列姿势，将胸腔摞在骨盆上方。如果需要，请查看第十一章身体排列检查一章的内容。

4．从膝盖和臀部弯曲，而不是背部。进行俯身动作训练（可在第十五章查看）并且保持从臀部和膝盖弯曲，直到你感觉自己可以安全地抱住婴儿床里的孩子。

5．当你用双臂抱起孩子靠近胸部的同时呼气。

6．然后伸直膝盖和臀部，回复到全站立的姿势。

7. 当你抱着孩子来回走动时，抱住他或她靠近自己的胸部。

不要这样做：

现在你已经看了刚才我给你的一些指导，试一试能否回答下面的问题：

问题：插图中这位女士从婴儿床里抱起孩子的方式哪里有错？

答案：她不够靠近婴儿床。她的背部弯曲过度而膝盖不够弯曲，这会造成下背部受压增加。

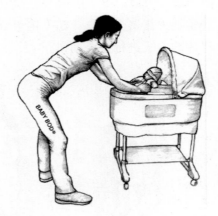

从婴儿手推车里抱起孩子

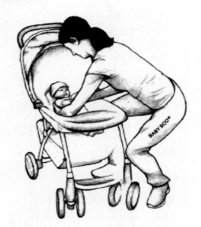

从婴儿手推车里抱起孩子跟从婴儿床里抱起孩子类似。但是，在你抱起孩子之前，你要注意手推车轮子是否已经固定住不会滑动，并且你要放下身上原本背着的包包等物品。然后按照上面的指导将孩子抱起来。

不要这样做：

问题： 下面插图中这位女士的操作哪里不对？

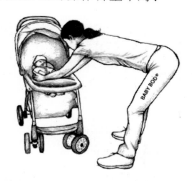

答案： 这位妈妈距离手推车太远。她的背部弯曲过度而膝盖没有弯曲，她背部受到的压力增加。

从汽车座位上抱起孩子

当你从汽车座位上抱起孩子时也可以运用同样的技巧（请看前面给出的指导）。在抱起孩子之前，你要确保身体靠近宝宝座椅。

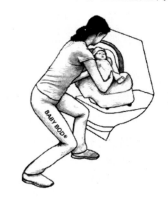

不要这样做：

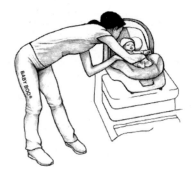

问题：在上面插图中这位女士将孩子从汽车座位抱起的方式有三处错误，你能找到吗？

答案：她站的位置距离宝宝座椅太远，她的身体有扭转，她从背部弯身而不是膝盖。她需要站在离座位更近的位置，并且从膝盖弯曲而不是弯曲和扭转背部。

拎起放有孩子的婴儿提篮

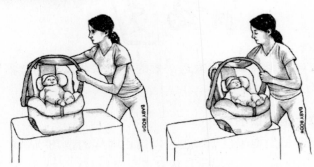

当你使用婴儿提篮带孩子的时候不要再拎其他袋子。如果你还有其他袋子，要把袋子先放下。当你要拎起放有孩子的婴儿提篮时：

- 站在放婴儿提篮的座位前（面向提篮）以避免扭转你的背部。
- 两脚间距离保持肩宽同时膝盖稍微弯曲。你可以将一只脚放在另一只脚前面，好像一个小弓箭步姿势。
- 在屈身之前，你要确保良好的身体排列姿势，将胸腔保持在骨盆上方。
- 从膝盖和臀部弯曲，而不是背部。
- 进行俯身动作，并且保持从臀部和膝盖弯曲，直到你感觉自己可以安全地抱住婴儿提篮。
- 将婴儿提篮拎起到身体一侧。
- 将你的手放在提篮座位的两头，好像你是在抱着一个洗衣篮。尽量不要从提篮中间的把手提起。
- 你拎起提篮的同时呼气。
- 如果需要转身，你要通过脚步转过来或者以脚为中心转动整个身体，不要直接扭转背部。

当你要将婴儿座椅或者婴儿提篮放下的时候，尝试相反的操作。

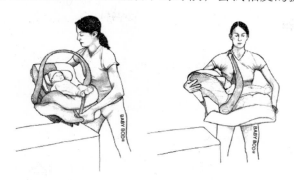

不要这样做：

问题： 在下面插图中你能找出三个不当之处吗？

答案： 这位妈妈正在讲电话，她没有面向婴儿提篮而且她只用一只手去拎起孩子。

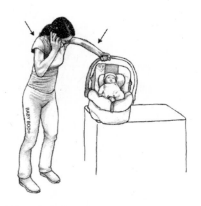

从地板上抱起孩子或者拎起其他物品

如果孩子还很小或者是正在学走路，你需要进行很多弯身的动作来抱起孩子，收拾玩具和待洗的衣服，等等。运用正确的方式进行这些动作可以预防身体发生疼痛。下面是我给出的一些最好的建议。

高尔夫球手捡拾动作

从地板上捡起玩具或一些衣物，你应该尽量运用"高尔夫球手捡拾动作"以预防背部受到牵拉。

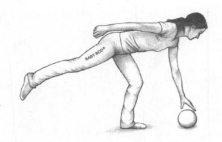

1．站在靠近物品的位置处，确保物品就在你的正前方，以预防背部扭转。

2．在屈身之前，你要确保良好的身体排列姿势，将胸腔摞在骨盆上方（先进行身体排列检查）。

3．采用俯身动作弯曲身体，当你弯身去捡起物品的时候，将一只腿抬起同时弯曲站立那条腿的膝盖。

4．你恢复站立姿势的同时，将抬起的那条腿渐渐放下。

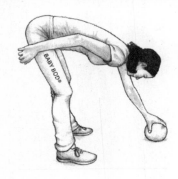

不要这样做：

问题：你能找出上面插图中这位女士弯身方式的错误之处吗？

答案：这位女士弯曲的是背部而不是她的膝盖。

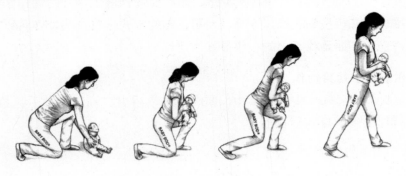

半跪捡拾动作

1. 要从地板上抱起孩子，你要先确保身体靠近宝宝，这样你就不用使劲去够。

2. 采取半跪着的姿势。一条腿跪下，同时弯曲另一条腿的膝盖和臀部并将这边的脚站稳在地面上。

3. 用双臂将宝宝抱起，同时将宝宝抱住靠近你的身体中心。

4. 你要确保良好的身体排列，在开始站起之前，将胸腔摞在骨盆上方（进行身体排列检查）。

5. 要站立起来，你通过腿将身体的重量向上推的同时要呼气，慢慢地回复到站立姿势。

减轻你的手提包的重量

你最好尽可能地减轻手提包的重量，让它的重量不要超过 0.5~1 千克重。你的身体还在愈合期时，你不得不抱孩子和带手提包时，减轻手提包的重量特别重要。以下是帮你减轻手提包重量的一些小贴士：

1. 使用布做的、带有很少金属器件的、重量轻的手提包。

2. 使用重量轻的钱包。

3. 将钱包里那些不会用到的东西拿出来，像零钱、多余的信用卡等。

4. 使用手机上的电子日历工具，而不是在包包里带着一个单独的日历本。

5. 问问自己是否真的需要包包里放的那些会增重的物品。这里列出了一些不错的问题，你可以试一试问问自己：

- 我是不是真的需要带化妆包或者梳妆刷？尝试在办公室额外放一套化妆套盒或者刷子用于补妆。

- 我是不是真的需要随身携带几套钥匙，还是只带大门和汽车钥匙就够了？

- 我是不是真的需要携带这样大一瓶水？或许只是一小瓶就够了。

- 我今天是不是真的需要随身携带一把伞？

推着婴儿车进行步行或跑步运动

我希望你按照我在上一章给出的建议，并且找到了一个适合你身型的婴儿推车。这会有利于你保持良好的身体排列姿势，推车的时候你需要经常时不时地进行检查。

如果想要在产后几个月以内推着车子进行慢跑运动，我建议你穿上支持型短裤或者内裤（查看第八章和第九章内容了解外部支撑衣）。否则，跑步引起的重复性震动会增加盆底器官脱垂的风险，并且增加盆底和下腹部肌肉的负荷（请考虑等到你能够通过直腿抬高测试和跳跃测试以后再恢复跑步锻炼，你可以在第十五章查看这两项测试的操作方法）。

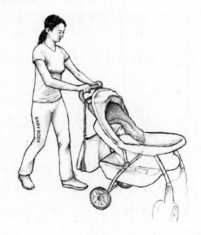

- 站在足够靠近手推车的位置，你就不需用手臂向前去够。靠近手推车的距离可根据你的不同活动而调整。
- 如果你是步行走动，需要留有足够的距离，这样可以按照自己正常的步速行走。在行走时身体微微前倾，头部排列在胸腔上方而不是向前突出。
- 如果你使用适合慢跑的手推车进行推车慢跑运动，你需要站的离手推车把手更远一点，身体前倾以便能够保持合适的速度。你也要注意离手推车足够近，不至于使得脖子向前伸着。你应该使头部保持在胸部上方。
- 不要锁紧胳臂，胳膊稍微弯曲。
- 当你握住手推车把手时，保持腰部伸直。
- 将手提包放在婴儿推车上而不是自己拎着。
- 运用俯身姿势，尽量从臀部弯曲而不是弯曲你的背部。如第十五章讲述过的。
- 不要用胳臂或者上身"推"婴儿车。在步行或者跑动时尽量通过向前倾斜身体让整个身体参与用力。

● 再一次，将保持良好的身体排列姿势记在脑海里。随时随地保持头部、
胸部与骨盆的正确排列。在你步行或者跑步时，你可能会发现时不时地
进行身体排列检查会很有帮助。[A]

不要这样做：

问题：在下面的插图中，你能不能找出至少三个不当之处？

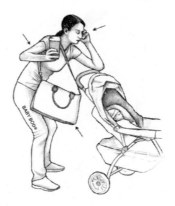

答案：这位妈妈做的事情有点多：在讲电话，身上背着一个包包，手上拿
着咖啡同时还在推婴儿车。另外，她距离婴儿车太远，也没有用胳臂来推车。

接下来讲如何纠正：将背包挂在婴儿车上，使用可以放在婴儿推车上的杯
子座放置和携带咖啡或水，并且在你行走时不要讲电话。此外，站的靠手推车
要足够近，以便你可以用胳臂轻松地推动婴儿车而不用弯曲你的背部。

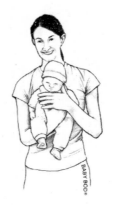

A 本节中的一些信息最初发表在"安全地迈步：慢跑型手推车安全使用小贴士"，那是
我接受采访时的一篇文章，发布在 Fit4Mom 博客。链接地址：http://fit4mom.com/
latest/blog/safe-strides-jogging-stroller-safety-tips。

抱住孩子

从前面抱着孩子

最好将孩子靠近自己的身体中心抱住。

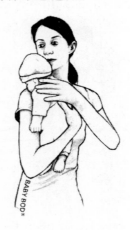

从身体一侧抱着孩子

如果你一定要从身体一侧抱着孩子，尝试向上抱住孩子，让他或她的头部靠在你的肩膀上。你要身体两侧换着抱。如果你始终在身体的一侧抱住孩子，则可能增加背部、臀部和颈部受到的牵拉。

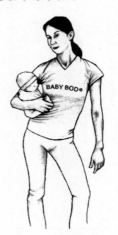

不要这样做：

问题：上面示意图中这位女士的操作哪里有不当？

答案：这位妈妈利用臀部一侧支撑住宝宝，会迫使骨盆一侧受到更大的力，造成身体姿势不良。这会增加背部、臀部和颈部受到的牵拉。

★ ★ ★

练习这些招式，直到你能够不用多想也可以按正确的方式进行活动。很快，你便会在每天的活动中保持正确操作！你将会拥有平坦的、性感的肚子，让你尽情炫耀！

附录 A 各项自我测试与检查表

第五章 直腿抬高测试—核心稳定性测试

第一部分：直腿抬高测试（无外部支持力施加）	否	是
感觉有一条腿比另一条腿重？		
在直腿抬高时感觉骨盆晃动？		
感觉到哪里有疼痛，如果有，记录疼痛不适的区域（骨盆、腹部或背部）。		
注意到肚子中间有隆起（突起，凸出）？		

第二部分：直腿抬高测试（从外部施加支持力）	否	是
在无压力施加时，感觉有一条腿比另一条腿重，在用手或骨盆带加压提供支持时，这种感觉轻一些？		
在直腿抬高时感觉骨盆晃动轻一些？		
感觉到疼痛减轻，如果有，记录疼痛减轻的区域（骨盆、腹部或背部）。		
注意到肚子中间的隆起（突起，凸出）没那么明显了？		

跳跃测试

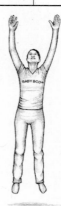

跳跃测试（等到产后 3 个月以后再进行，母乳喂养的妈妈可以等再长一点时间进行）	否	是
感觉到哪里有疼痛，如果有，记录疼痛不适的区域（骨盆、腹部或背部）。		
是否有内部器官从盆底"鼓出来"的感觉？		
是否有漏尿、漏便或漏气？		
在肚子中间是否有鼓起或隆起？		

第六章

检查内腹压

这个测试第一步的目的是帮你体验内腹压是怎样的。第二部分将帮你体验呼气时压力减轻的感觉。

第 1 部分：把一只手放置在腹部，深深地吸一口气，然后保持屏气。你是否感觉你的腹肌被拉伸，而且腹部往外鼓起？

□ 是　　□ 否

第 2 部分：呼气。将一只手放置在腹部，然后轻轻地呼气，好像你是在向太阳眼镜上呼气，准备清洁镜片。确保你肺部的空气全部被排出。当完成呼气后，你是否感觉到好像腹部肌肉有了更多的作用并将腹部往里拉入了一些？

□ 是　　□ 否

接下来：做下面的评估。这个表格的目的是帮你意识到自己在用力时有没有屏气。

在进行以下操作时是否有屏气？	否	是
抱起或抱着孩子的时候？		
抱起重物或者婴儿手推车时？		
伸手够超市货架最上面一层架子上的商品时？		
推吸尘器或沉重的门时？		
从炉子上端下来一锅意大利面时？		
拉很重的物体时？		
进行类似打网球这样的运动时，尤其是当击球时？		

第七章

腹直肌分离检查

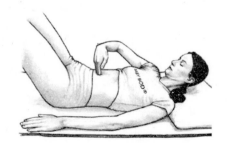

腹直肌分离	你的答案
你有没有感觉腹直肌中间有柔软的间隙？	
腹直肌中间柔软的间隙能容纳几个手指宽，两指宽，三指宽？	
在肚脐上方 5 厘米的位置检查腹直肌分离大小。记录分离有几指宽。	
在肚脐下方 2.5 厘米的位置检查腹直肌分离大小。记录分离有几指宽。	

失禁

有关失禁的问题——你有发生下列的情况吗？	否	是
1. 当你咳嗽、打喷嚏、跑步或者提起超市购物袋时，有没有漏尿现象发生？		
2. 你能否保持尿液 2.5 个小时？		
3. 你在排尿时是否畅通无阻？或尿液有没有不自觉地断断续续？		
4. 你有没有发现自己每天频繁去厕所，"以防"你需要去厕所？或者你是否认为自己"膀胱小"？		
5. 你是否能及时去厕所？		
6. 当你排尿时，你是否感觉到痛或者不舒适，比如灼痛感？		
7. 你是否发现自己在结束排尿后还不得不返回去再尿一次？		
8. 你是否需要用护垫来预防尿液"溢出"到内裤上？如果是这样，每天需要几个护垫？		

盆底器官脱垂

有关盆底器官脱垂的问题	否	是
你是否感觉到阴道里好像有"什么东西"？		
每当你咳嗽、打喷嚏或者跳跃时，是否感觉盆底有东西出来或者有什么压迫盆底？		
你是否感觉有东西从阴道里出来，特别是在排完大便之后？		
当你排尿时，你能否完全排空膀胱？		
你发生过漏尿吗，或者膀胱有经常的"滴"尿？		
你是否频繁有尿意？		
在你排尿后不久，是否经常还要再返回到厕所去排空膀胱？		
你是否能够一次排尽大便，还是你需要返回厕所多次完成排便？		

产后一些身体部位的疼痛

产后疼痛	是，请简单描述	否
使用一个 1~10 分的评分方法，10 分代表最为糟糕，你将如何评价自己感觉到的疼痛的程度？		
什么情况下，疼痛会加剧？		
什么情况下，疼痛会变好？		
在早上、下午还是晚上时，痛感会更严重？		
你的疼痛有没有影响到睡眠？		
当你从坐着站起身时，你能否感觉到痛？		
或者在坐着的时候有没有疼痛？		
或者当你步行时有没有疼痛？		
或者爬楼梯时有没有疼痛？		
或者当你排大便或者排尿时有没有疼痛？		
疼痛是否影响到你的日常活动？		
步行多久不至于引起疼痛？		
怎样的活动会使得疼痛最为严重？		
疼痛是否已经妨碍了你的锻炼？		

第十一章

如何辨别你的身体排列功能异常？

当你给自己拍过照片后，请仔细观察背部曲线以及你是如何支持身体的。你看到些什么？你是否存在下面的一些身体排列功能异常情况？请试着每个月检查一次你的进展。

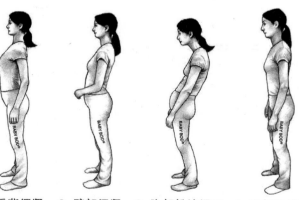

1. 中后背绷紧　2. 臀部绷紧　3. 胸部松垮塌下　4. 理想的排列

图1　中后背绷紧（军姿）　□ 你的胸壁上面部分是否向后倾斜？

图2　臀部绷紧　□ 你是不是将臀部收得紧紧的？

图3　胸腔部位松垮塌陷　□你在站立时是不是胸腔部位松垮塌陷，同时颈部和骨盆向前倾斜？

图4　理想的姿势　□你的身体是否呈自然中立的正确排列？

第十四章

咳嗽测验

我希望你能够站起来并尝试咳嗽。咳嗽时，你的下面是怎样的感觉？你有没有感觉盆底好像往下坠落？这比较正常。

□ 是

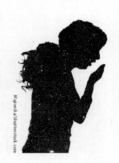

现在，我希望你能够运用盆底—核心启动介绍的方法收紧盆底肌并保持。现在，咳嗽。你有没有感觉盆底往下坠落的感觉轻了？

□ 是

这里的目的是让你意识到当你积极进行盆底肌收缩锻炼时，这样的动作能对身体提供多少额外的支持。在你咳嗽、打喷嚏或大笑时，记得收紧盆底肌。当你在使劲儿时，比如抬起洗衣篮、很重的袋子，甚或是从椅子上站起时，记得收紧盆底肌。

附录 B　训练追踪表

设计这个表格是为了帮你追踪自己的训练。关于如何进行这些训练，你可以回顾本书相关的章节并查看详细的信息。

除了使用这个表格，你也可以在 Itunes 或者 Google Play 上面下载 Baby Bod Exercise Tracker APP。

预备阶段的训练								
身体排列检查	重复次数/每天几次	日	一	二	三	四	五	六
• 自然中立的骨盆位置 • 脊柱伸直 • 将胸腔摆在骨盆正上方 • 肩膀转动 • 下颌收拢 • 盆底收缩	动作操作 5 次，当你处于中间中立姿势时，停止							
自然中立的骨盆位置 	注意：如果你是剖宫产的，你应该在不引起疼痛的幅度以内进行。如果你感觉到痛或者牵拉到刀口缝合处，你应该降低活动幅度，或者等到产后 6 周检查以后再进行这套身体排列检查动作							
脊柱伸直 	进行 1 次，来矫正你的脊柱姿势							

241

（续）

预备阶段的训练								
身体排列检查	重复次数/每天几次	日	一	二	三	四	五	六
将胸腔摞在骨盆正上方 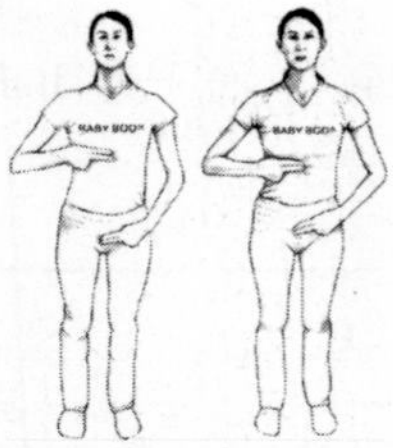	进行 1 次，矫正姿势使得胸腔在骨盆正上方							
肩膀转动 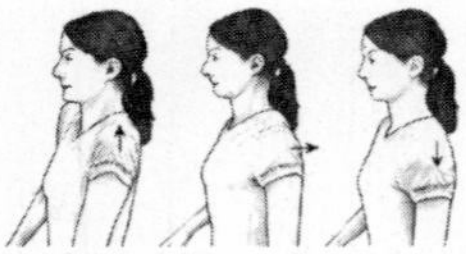	进行 1 次，来矫正你的肩膀姿势							
下颌收拢 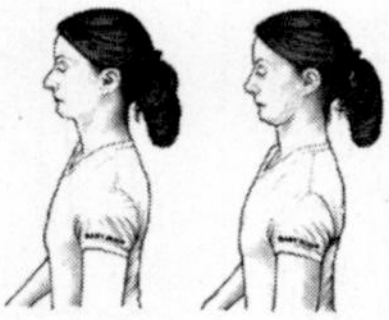	进行 1 次，矫正姿势使得头部摞在胸腔正上方							
盆底收缩 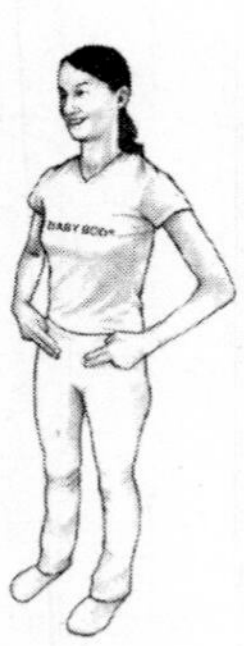	进行 1 次轻柔的盆底收紧然后放松							

242

（续）

预备阶段的训练								
呼吸训练	重复次数/每天几次	日	一	二	三	四	五	六
下腹部呼吸	进行 2~3 分钟/每天 1~2 次 变换姿势进行：身体平躺，端坐和站立							
胸腔扩展	进行 2~3 分钟/每天 1~2 次 变换姿势：身体平躺，端坐和站立							
热身训练	重复次数/每天几次	日	一	二	三	四	五	六
◆ 颈部拉伸 ◆ 下颌收拢 ◆ 肩膀转动 ◆ 上背部拉伸 ◆ 巴厘舞动作 ◆ 躯干转动 ◆ 骨盆摆动系列 ◆ 骨盆上下活动 ◆ 骨盆转圈 ◆ 骨盆倾斜活动	每次完成整个系列（逐个完成）							
◆ 颈部拉伸	身体每次分别进行 5 次							

预备阶段的训练								
热身训练	重复次数/每天几次	日	一	二	三	四	五	六
下颌收拢 	进行一次，矫正姿势，将头部摆在胸腔正上方							
肩膀转动 	进行 5 次							
上背部拉伸 	进行 5 次 注意：如果你是剖宫产的，请在产后 6 周例行检查以后再进行							
巴厘舞动作 	将手腕上下移动 10 次每天进行 2 次							
躯干转动 	身体每侧进行 2～3 次 注意：如果你是剖宫产的，请在产后 6 周例行检查以后再进行							

（续）

预备阶段的训练								
热身训练	重复次数/每天几次	日	一	二	三	四	五	六
◆ 骨盆摆动系列——骨盆上下活动	每个方向进行 5 次 注意：如果你是剖宫产的，你应该在不引起疼痛的幅度内操作。如果你感觉到剖腹产刀口缝合处疼痛或者有牵拉感，你需要降低活动幅度或者等到产后 6 周例行检查以后再进行这些动做练习							
◆ 骨盆摆动系列——骨盆转圈								
◆ 骨盆摆动系列——骨盆倾斜活动								
步行锻炼计划	重复次数/每天几次	日	一	二	三	四	五	六
每天步行	开始时，进行每次 10 分钟左右的迷你—步行，每天几次之后逐渐增加到每次步行 30 分钟，每天一次。如果哪一天你感觉无法完成 30 分钟的走动，你可以每次走 10 分钟，分几次完成							

预备阶段的训练								
盆底核心启动	重复次数/每天几次	日	一	二	三	四	五	六
◆ 盆底核心启动	保持盆底肌收紧 3 秒钟时间，然后进行 3 个快速的缩放，休息 6 秒钟，这样为 1 组。每次练习时进行 10 组，每天进行 3 次练习 变换姿势进行：身体平躺，端坐和站立 注意：如果你有 Ⅲ 度或 Ⅳ 度裂伤，在产后 6 周例行检查得到医生许可之前，不要进行这一训练							

◆ 一个星期以后，进阶到保持盆底肌收紧 4 秒钟时间，然后进行 4 个快速的缩放，休息 8 秒钟，这样为 1 组。每次练习时进行 10 组，每天进行 3 次练习。

◆ 两个星期以后，进阶到保持盆底肌收紧 5 秒钟时间，然后进行 5 个快速的缩放，休息 10 秒钟，这样为 1 组。每次练习时进行 10 组，每天进行 3 次练习。

进行预备阶段的训练一个星期以后，可以开始高阶训练计划。

高阶训练计划								
预备阶段的训练	重复次数/每天几次	日	一	二	三	四	五	六
参考前面的表格看详细的动作列表以及示意图								
身体排列检查	每天进行（每小时一次）							
呼吸训练 下腹部呼吸 胸腔扩展	每天进行							
热身训练	每天进行							

（续）

高阶训练计划								
预备阶段的训练	重复次数/每天几次	日	一	二	三	四	五	六
步行锻炼计划	每天完成 30 分钟的步行 如果你感觉哪天无法一下子步行 30 分钟，可以每次步行 10 分钟，进行 2～3 次。你在使用有氧运动设备进行锻炼的时候，这一天可以跳过步行							
盆底核心启动——变换姿势进行	在最初练习一个星期以后，进阶到保持盆底肌收紧 4 秒钟时间，然后进行 4 个快速的缩放，休息 8 秒钟，这样为 1 组。每次练习时进行 10 组，每天进行 3 次练习。 两个星期以后，进阶到保持盆底肌收紧 5 秒钟时间，然后进行 5 个快速的缩放，休息 10 秒钟，这样为 1 组。每次练习时进行 10 组，每天进行 3 次练习							

◆ 如果你有Ⅲ度或Ⅳ度撕裂，刚刚开始进行盆底核心启动训练的话，开始时保持盆底肌收紧 3 秒钟时间，然后进行 3 个快速的缩放，休息 6 秒钟，这样为 1 组。每次练习时进行 10 组，每天进行 3 次练习。之后在后续两个星期的时间里，逐渐进展到保持盆底肌收紧 5 秒钟时间。

高阶训练计划								
"启动器"练习	重复次数/每天几次	日	一	二	三	四	五	六
俯身动作	站立进行 5 次							

高阶训练计划								
"启动器"练习	重复次数/每天几次	日	一	二	三	四	五	六
单脚站立	保持 10 秒钟，两边腿分别交替进行 3 次							
强化训练	重复次数/每天几次	日	一	二	三	四	五	六
架桥	保持 5 秒钟，然后上下脉冲震动 5 次，进行 5 次							
足跟轻叩	身体两侧每侧进行 10 次，进展到足跟滑行							
侧腿滑翔	每条腿进行 15 次							
强化训练	重复次数/每天几次	日	一	二	三	四	五	六
侧腿画圈	顺时针、逆时针画圈，分别 10 次							

（续）

高阶训练计划								
强化训练	重复次数/每天几次	日	一	二	三	四	五	六
下面腿抬高	每条腿进行 20 次							
膝盖触地（着陆）	每条腿进行 10 次							
搭桌面—肋骨扩展	保持 15 秒钟，重复两次。逐渐增加到保持 30 秒钟，重复两次							
侧身平板支撑	保持 15 秒钟，重复两次。逐渐增加到保持 30 秒钟，重复两次							
强化训练	重复次数/每天几次	日	一	二	三	四	五	六
抬臀	保持 5 秒钟时间，然后脉冲震动 5 次。每条腿进行 5 次							

高阶训练计划								
强化训练	重复次数/每天几次	日	一	二	三	四	五	六
椅子上蹲坐/站蹲 	进行 10 次，之后进展到不使用椅子进行练习							
拉太妃糖动作—端坐/站立 	使用弹力带，每侧进行 15 次，之后进展到站立进行							
步行锻炼计划	重复次数/每天几次	日	一	二	三	四	五	六
每天步行 	每天进行 30 分钟的步行（如果你感觉哪天无法一次步行 30 分钟，可以每次步行 10 分钟，拆分成 3 次完成）							